LE
CHOLÉRA A ROUEN,
EN
1832.

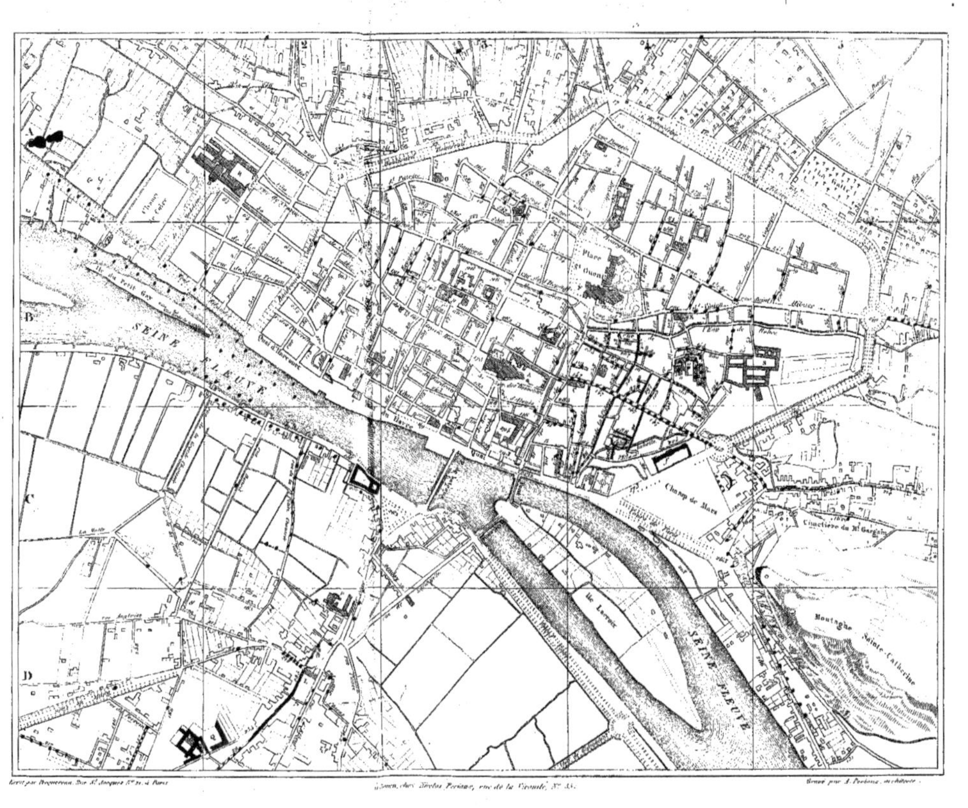

Levé par Roquemont, Rue St Jacques N° 32, à Paris

à Rouen, chez Nicolas Periaux, rue de la Vicomté, N° 55.

Gravé par A. Periaux, architecte.

Plan de la ville de Rouen.
1833.

SOUVENIRS
DU CHOLÉRA,

EN

1832;

PAR M. HELLIS,

Médecin en Chef de l'Hôtel-Dieu.

Nil mirari.

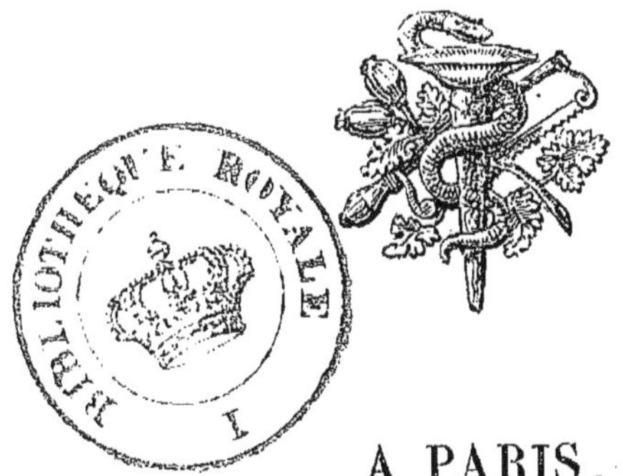

A PARIS,

CHEZ { BALLIÈRE, RUE DE L'ÉCOLE DE MÉDECINE ;
{ DELAUNAY, PALAIS-ROYAL.

A ROUEN,

CHEZ LES PRINCIPAUX LIBRAIRES.

Mai 1833.

Introduction.

Les grandes épidémies profitent peu à la science, et celle-ci leur est généralement d'un médiocre secours. La nouveauté du mal, sa violence, le nombre des malades, l'effroi, la terreur qui s'emparent des masses et qui se communiquent aux plus intrépides, en ont de tout temps été les principales causes.

Quand le mal vient à l'improviste et saisit au dépourvu, il glace, attère et frappe de stupeur ; lorsqu'il a été depuis long-temps prévu et attendu, je n'oserais assurer qu'on s'en soit trouvé beaucoup mieux.

L'étroitesse de nos vues, la faiblesse de nos ressources, l'incertitude de nos moyens, les préjugés, les illusions de la science, non moins que les prétentions exagérées des savants et les spéculations de l'industrie, sont les causes ordinaires qui s'opposent à ce qu'on obtienne de grands succès.

Les épidémies et les maladies nouvelles sont au nombre des nécessités auxquelles la nature condamne l'humanité ; rien ne peut s'opposer à leur développement ; tout ce qui est au pouvoir de l'homme consiste à se mettre dans les conditions les plus favorables pour leur résister. Il n'y parvient que par de longs efforts. Si l'Europe semble affranchie des désastres de ce genre, dont l'histoire a gardé le souvenir, elle le doit au progrès des lumières, aux immenses avantages de la civilisation moderne, aux relations commerciales qui rendent impossibles les famines des temps reculés, et surtout au système d'hygiène publique généralement adopté depuis plusieurs siècles [1].

[1] *Voyez* le discours prononcé à la séance publique de l'Académie, le 8 août 1832, inséré au Précis de la même année. Il est le développement de cette pensée.

C'est parce que le mal est au-dessus de nous, que le remède doit venir de loin, et ce qu'on fait au moment même pour préserver, est fait avec bonne intention sans doute, mais, il le faut avouer, avec fort peu de profit.

Si l'on veut se convaincre de cette vérité, il suffit de jeter un coup-d'œil impartial sur les villes d'Europe qui, dans la dernière épidémie, ont été abandonnées à elles-mêmes, et sur celles qui ont déployé tout le luxe antipestilentiel; on pourra s'assurer que leur bonne ou mauvaise fortune a paru assez indépendante de tout ce qu'on avait fait.

J'ai souvent éprouvé de vifs regrets en cher-chant en vain dans l'histoire des détails circons-tanciés sur les grandes épidémies qui ont régné aux siècles écoulés; c'est là ce qui m'a porté à recueillir ce dont j'ai été le témoin. J'ai tout fait pour éviter les erreurs, et aux soins minu-tieux que j'y ai mis, je conçois que, sur une plus grande échelle, une telle rigueur serait tout-à-fait impossible. J'ai traité la majorité des malades de la ville; les premiers et les derniers m'ont été apportés. L'histoire de chacun a été écrite jour par jour et soigneusement consignée ; l'effet des médications a été constaté avec scrupule ; des corps ont été ouverts en grand nombre, et je n'ai dédaigné aucune des lumières qui pouvaient m'éclairer.

Au début de l'épidémie, j'ai pris le choléra pour texte exclusif de mes leçons publiques de clinique ; l'affluence des confrères et des élèves qui s'y sont rendus m'a laissé un souvenir trop flatteur pour omettre d'en faire ici mention. Pendant le même temps, les malades ont été visités quatre fois par jour. Aucune médication relative aux cholériques n'a été abandonnée à la discrétion des élèves, même des internes, et toutes les précautions ont été prises pour m'assurer de l'administration régulière, ainsi que de l'effet de celles dont j'avais fait choix. Je dois surtout signaler le zèle qu'a témoigné, dans cette circonstance, M. Desalleurs, médecin-adjoint de l'Hôtel-Dieu. Il m'a secondé avec l'ardeur de l'amitié et le talent d'un praticien exercé.

Pour rendre le cadre plus complet et m'appuyer sur une autorité de faits plus imposants, j'ai, aux malades de l'Hôtel-Dieu, réuni ceux admis dans les salles temporairement ouvertes à l'Hospice-Général, ainsi qu'à St.-Yon[1]. Ce n'est point dans des bulletins officiels que j'ai puisé mes renseignements, mais dans les établissements eux-mêmes et à des sources irrécusables[2].

[1] Des cholériques ont été admis à Saint-Yon pendant trente-deux jours, depuis le 13 avril jusqu'au 15 mai; et à l'Hospice-Général, pendant quarante, du 8 avril au 18 mai. Passé ce temps, tous les malades furent dirigés sur l'Hôtel-Dieu.

[2] J'ai obtenu des bureaux des diverses administrations tous les renseignements qui pouvaient m'être utiles; je ne puis trop me louer de l'obligeance de MM. les employés de la mairie en particulier. J'en puis dire autant pour l'Hôtel-Dieu : la comptabilité y est tenue avec un tel ordre, que les recherches y sont faciles. J'ai, depuis plusieurs années, recueilli des tableaux statistiques d'un grand intérêt, et qui ne laissent rien à désirer sous le rapport de l'exactitude.

Si j'émets quelques idées opposées à celles qui sont généralement admises, chacun, après m'avoir lu, jugera s'il doit ou non les partager ; quant aux résultats, appuyés sur des faits positifs, il serait difficile d'en infirmer la valeur. S'ils ne sont pas toujours en harmonie avec ce qui a été noté en d'autres lieux, cela tient peut-être aux soins que j'ai pris d'approcher davantage de la vérité ; s'il en était autrement, que l'on n'oublie pas que, renfermé dans ce qu'il m'a été donné de voir de mes yeux, je n'ai nullement pris la tâche d'expliquer ou de faire cadrer avec mes récits ce qui peut avoir été observé ailleurs.

Le Choléra à Rouen,

EN

1832.

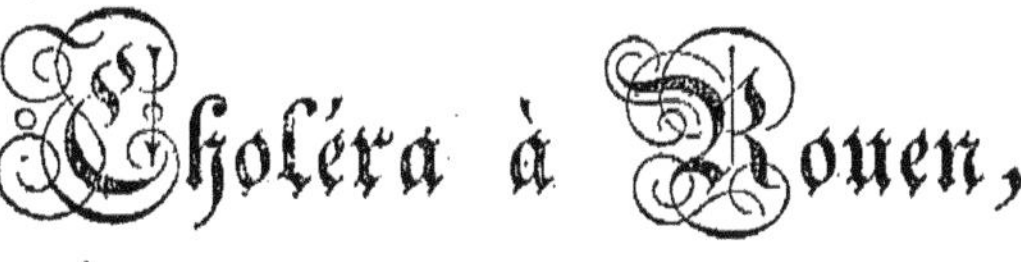

Apparition du Choléra à Rouen.

Depuis douze jours le choléra était officiellement reconnu à Paris et y exerçait de cruels
ravages ; les feuilles publiques semaient au loin
la terreur sur toute la France, et chaque grande
ville se jugeant moins privilégiée que la capitale,
comptait au moins sur les mêmes calamités. Les
esprits étaient en alarme, les meilleures têtes
frappées de vertige, les imaginations en arrêt
comme dans l'attente d'une catastrophe générale.
Cette idée fixe, partagée par la médecine, suffit

pour justifier qu'aucun cas de choléra, ou même qui put en approcher, n'a été signalé avant ceux dont je vais parler.

Les principes des maladies épidémiques peuvent être comparés à ces semences jettées avec profusion sur la terre, et qui ne germent qu'après avoir rencontré un sol pour les recevoir, la chaleur et l'humidité pour favoriser leur développement.

Il est à croire que plusieurs jours avant l'invasion du choléra, le principe en était dans nos murs, et qu'il planait sur toute la ville cherchant ces deux conditions indispensables à sa manifestation, une localité qui lui convienne et des corps prédisposés à le recevoir. Sans ces deux conditions, point d'épidémie, point de choléra, point de maladie en général ni en particulier.

Le premier malade proclamé comme cholérique à Rouen, fut un marin stationné sur la rive droite de la Seine, attendant chargement depuis quinze jours, adonné à l'eau-de-vie, tourmenté par une cruelle dyssenterie; il avait été violemment saisi à la suite d'une indigestion de moules. Lorsqu'il me fut apporté, le 8 avril au matin, il ne présentait point les signes caractéristiques du choléra. Des praticiens dignes de foi ont attesté que quelques heures plutôt la chose laissait moins d'équivoque [1] ; il succomba, et l'ouverture du corps faite en présence des médecins de la ville, fit reconnaître des altérations qui justifiaient la mort naturelle, plus, quelques désordres qui lui semblaient étrangers.

La nuit précédente j'avais reçu un militaire dans un état d'asphixie assez remarquable. Le chirurgien du régiment m'assura que ce signe avait été des plus prononcés à la caserne. Il succomba après huit jours d'une maladie dont la marche fut tout-à-fait insolite.

Ce militaire venu de Saint-Sever et aux arrêts depuis huit jours, avait fait usage d'eau-de-vie dont il avait peu l'habitude. Immédiatement après il fut pris de vomissements et de déjections qui avaient complètement cessé à son entrée à l'Hôtel-Dieu. Il n'avait eu aucune communication avec le premier, ce dont je me suis assuré avec soin.

[1] Ce marin avait à peine été aperçu, que déjà les journaux étaient instruits de sa présence ; de sorte que le public savait la nouvelle avant que le malade m'eût été soumis, et qu'il m'eût été donné de porter aucun jugement sur son compte. On n'eût pas mis plus de célérité pour l'annonce d'une victoire.

J'avouerai que je n'ai jamais compris le bonheur d'annoncer le premier une mauvaise nouvelle. J'aurais vivement désiré que le choléra ne fût jamais arrivé jusqu'à nous, et sachant tout l'effet que devait produire sur le public l'annonce d'un mal attendu avec tant d'anxiété; pensant qu'é-manée des hôpitaux, cette nouvelle aurait un degré plus grand d'authenticité, il me fallait être doublement sûr du fait, avant de sonner l'alarme. J'avais des doutes, mais j'attendais qu'ils fussent convertis en certitude pour me prononcer. Je dirai plus, s'il ne se fût présenté que quelques cas isolés, et qu'ils eussent été renfermés dans l'en-ceinte de l'Hôtel-Dieu, j'aurais cru faire mon devoir et bien servir mes concitoyens en les gardant sous le secret. Tels furent alors les motifs de ma réserve.

Le même jour 8 avril, un buveur, de la rue Mamuchet, mourut en peu d'heures à l'Hospice-Général. Il ne m'a pas été donné de le voir. J'ai ouï-dire que les avis à son sujet n'avaient pas été unanimes.

Voici, dans une même journée, trois malades soupçonnés du choléra, et succombant avec des symptômes insolites, suffisants pour les uns, douteux pour les autres; tous trois venus de points bien isolés et déterminés par une cause analogue.

Toujours les épidémies préludent par quelques cas d'une physionomie équivoque, prêtant à la polémique et favorisant par fois deux opinions contraires, mais qui sont déjà le résultat d'une influence spéciale qui ne tardera pas à se manifester. Néanmoins, si les choses chez nous en étaient restées là, je demanderai à tout homme sensé, s'il eût osé affirmer que le choléra s'était montré dans notre ville.

Un jour se passa sans rien offrir de nouveau. Le 10 avril, le bateau à vapeur *la Seine*, parti de Paris le 8, avec cent passagers, nous amena un marin qui succomba à l'Hôtel-Dieu, après seize heures de séjour, avec les signes les plus caractéristiques de la maladie. Un marin entré avec lui en fut quitte pour un embarras de l'estomac. Aucune autre personne du bateau ne fut incommodée.

Jusques-là il était permis de se flatter : les trois cas observés d'abord laissaient de l'équivoque, et le marin venu de Paris y avait contracté son mal et ne nous appartenait point. Mais dès le soir du 10 et dans le jour suivant, on m'apporta plusieurs malades du quartier Martainville, de Sotteville,

du Boisguillaume et de la rue Poisson. A dater de
la même époque, le choléra se montra simultané-
ment sur la Petite-Chaussée, à St.-Sever et sur le
Montriboudel. Dès-lors, la paroisse St.-Nicaise et
Sotteville, la caserne Bonne-Nouvelle, St.-Sever
et Martainville, offrirent des malades en même-
temps.

Tous les points de la ville ne furent pas atteints,
au même degré ; il en est beaucoup qui en furent
tout-à-fait exempts.

Voici ce que j'ai recueilli, d'après les malades
admis dans les hôpitaux.

Marche du Choléra dans la Ville.

L'épidémie régna sur la Seine même, et vingt-
huit marins, stationnés pour la plupart sur la
rive droite, en furent atteints[1].

Le mal sévit sur la rive gauche de la Seine, et
s'étendit sur tout St.-Sever, Sotteville, Gram-
mont, mais avec plus de violence dans la partie
située depuis l'église St.-Sever jusqu'à St.-Yon.

---

[1] Pour se faire une idée précise de la marche du choléra, il suffit de jeter les yeux sur la carte de Rouen, où
les quartiers atteints sont coloriés en rouge. — *Voyez* également le tableau de la mortalité, suivant les paroisses,
N° 7.

Les rues Lair, du Pré, Percée, St.-Julien, d'Elbeuf, furent surtout affligées. L'Asile des aliénés n'en fut pas préservé.

Sur la rive droite du fleuve, les deux côtés du Montriboudet virent de nombreux malades, mais, passé cette ligne, je n'ai rien à signaler dans cette direction. Le 12e arrondissement fut tout-à-fait intact ; l'Hôtel–Dieu et entours furent épargnés, et sur la façade du port jusqu'au pont de pierre, la rue des Ramassés est la seule qui ait attiré les regards.

La maladie régna aussi, quoiqu'avec une intensité modérée, dans quelques parties des 8e et 10e sections. Les rues Sainte-Croix, de la Prison, Ecuyère, des Ermites, Befroy et Coquet, eurent chacune plusieurs malades ; mais le plus grand nombre éclata dans le quartier Martainville. Les 3e et 6e sections, qui composent en grande partie les paroisses St.-Vivien et St.-Maclou, en comptèrent dans presque toutes les rues, et parfois dans toutes les maisons d'une rue. Chose notable, le choléra sembla s'arrêter aux portes de l'Hospice-Général. Il ne fut point vu dans son intérieur, et je n'ai que bien peu de chose à noter au-delà de cet établissement, dans cette direction de la ville.

2

L'épidémie s'étendit vers la partie haute de la cité, ou plutôt régna en même-temps dans les rues Orbe, St.-Nicaise, Coignebert, des Champs et Bassesse. Je ferai remarquer que, lors de la constitution de 1828 à 1831, qui donna lieu à tant de fièvres d'accès, il m'en vint de ces points culminants aussi bien que des parties basses de la ville.

A cela près des quartiers que je viens de désigner, et dont plusieurs furent vraiment flagellés, le reste de la ville fut très-heureux. A peine a-t-on vu quelques cas rares et isolés; alors indépendants de la localité, ils semblèrent se développer sporadiquement, ou être dus uniquement aux prédispositions individuelles. C'est ainsi qu'une servante cacochime fut saisie, rue de Florence, au milieu de ses maîtres, plus âgés qu'elle, et qui continuèrent à se bien porter. Un malade unique me vint de la rue du Vert-Buisson, un de la rue des Carmes, un seul de la rue de la Savonnerie.

Les recherches minutieuses auxquelles je me suis livré, m'ont mis à même de rectifier bien des erreurs; ainsi, frappé de trouver un malade dans une des rues les plus saines de la ville, j'acquis la conviction qu'un accès d'épilepsie en avait imposé. Il en était de même d'une jeune servante de la rue Thouret, également admise à l'Hospice-Général, au même titre, et qui n'avait qu'un accès d'hystérie; ce qui lui était habituel. J'en pourrais citer un grand nombre. Cela était iné-vitable. Dans les premiers moments, la peur gros-sissait les objets, les bureaux sanitaires étaient exposés à de fréquentes méprises : l'ivresse, l'apoplexie, les névroses, trompèrent souvent, et les hôpitaux temporaires n'ayant de salles que pour le choléra, tout ce qui y était admis dut nécessairement passer pour tel.

J'ai aussi noté un bon nombre de malades qui n'avaient certainement pas contracté le choléra dans leur demeure. Ainsi, un homme est saisi en travaillant sur le port, les jambes dans l'eau, on ue peut accuser en rien le lieu de son habita-tion. Un colporteur de la rue Boudin est pris à la suite d'un incroyable excès dans un cabaret, situé près du port. Ce serait à tort qu'on accuse-rait sa rue d'insalubrité, quand son ivrognerie seule était coupable.

On a taxé le choléra de bisarrerie, et partout on s'est plu à l'entourer d'un merveilleux surpre-nant. Il est constant que bien des choses, dans ce qui le concerne, dépassent notre portée et déjouent nos calculs; mais de ce que les lois qui le dirigent nous échappent, est-il dit, pour cela, qu'il n'y en ait pas? L'étude sévère des localités pourrait jeter quelques lumières sur sa marche. Je crois peu aux caprices et aux merveilles qui s'écartent des règles tracées par la nature; je sais qu'il est plus expéditif de se contenter d'un grand mot, mais je crois plus sage et plus satisfaisant d'observer et de méditer, pour arriver ensuite à la découverte de la vérité.

Le choléra éclata avec violence sur la rive gauche de la Seine; mais que nous offre-t-elle? Le long de la Chaussée, les rives du fleuve sans talus, des maisons basses, petites, dépourvues de caves, à trente pieds du bord de l'eau, et souvent mouillées par les débordements.

Au-delà, des prairies périodiquement arrosées par des inondations; un terrain sans accidents, des habitations chétives, reposant constamment sur le sol.

C'est une chose d'antique observation, que les épidémies ont toujours, plus qu'ailleurs, sévi sur cette rive. Les fièvres d'accès, les rougeoles, les miliaires, y ont fait de fréquents ravages.

Le Montriboudet présente quelque chose d'analogue : à droite et à gauche, un fossé alimenté par les eaux de la Seine ; d'un côté, des prairies ; de l'autre, des jardins légumiers, une humidité et une saleté continuelles dans toute sa longueur. Soit par négligence, soit par l'effet de sa position, ou des arbres qui la décorent, cette avenue est toujours fangeuse, et sèche à peine dans les beaux jours de l'été.

Toute la portion du port, nouvellement bâtie, a eu un meilleur sort : là un talus ; là de belles et grandes maisons en pierre, appuyées sur des caves exhaussées de plusieurs mètres au-dessus du niveau des eaux et éloigné de plus de cent pieds des rives, qui ne débordent plus.

Dans le quartier Martainville, nous observons un terrain bas, des habitations agglomérées, souvent au-dessous du sol ; des rues étroites, sales ; et dans beaucoup, des sources qui, s'échappant de dessous terre, viennent à sourdre entre les pavages, et sont une cause d'humidité permanente.

Nous retrouvons beaucoup de ces considérations dans les points qui, par leur élévation, semblaient devoir être à l'abri de tout mal ; et si l'on examine avec attention les rues Pomme-d'Or, Coignebert Bassesse, et des Champs, on cessera de s'étonner que là aussi le choléra se soit manifesté.

Je crois devoir signaler, comme sujettes aux mêmes inconvénients, les rues de la Prison, Sainte-Croix, Ecuyère, des Ermites, et je serais porté à croire que les rues Befroi et Coquet renferment, au moins d'un côté, quelque cause analogue d'insalubrité.

De ces observations, nous pouvons conclure que, chez nous, le choléra s'est de préférence concentré dans les lieux bas, humides, dans les habitations sur ou au-dessous du sol; que son principe a semblé recevoir une nouvelle activité là où existaient des filtrations habituelles, et que jusques-là il se rapproche de ce qu'on a observé lors des autres épidémies.

Les eaux courantes et bien encaissées semblent peu contribuer à son développement; car je n'ai pas reçu un seul malade dont la demeure fut sur l'Eau-de-Robec.

Professions des malades atteints du Choléra.

Il est bien avéré que le choléra a sévi surtout sur les indigents. A Paris, la proportion du pauvre au riche a été immense, et dans notre ville on aurait peine à citer quelques personnes aisées atteintes, sans équivoque; pour mon compte, je n'ai rien vu au-dessus de la classe ouvrière, et je crois que beaucoup de mes confrères en pourront dire autant.

Les femmes ont été plus attaquées que les hommes, mais la mortalité a été relativement la même pour les deux sexes.

J'ai voulu m'assurer quelles étaient les professions qui pouvaient y prédisposer [1]; il m'a semblé que pour les hommes le résultat avait été à-peu-près égal pour chacune. Celles dont le chiffre est le plus élevé occupaient aussi plus de bras, et s'il en est qui semblent faire exception, elle sont en trop petit nombre pour fournir des arguments sans réplique.

Parmi les femmes, nous remarquerons que les blanchisseuses ont presque toutes succombé, que les trameuses et états analogues, forment à elles seules plus de la moitié du total, et que parmi elles la mortalité est considérable. Cela tiendrait-il à quelque motif d'insalubrité ? C'est ce que nous examinerons en parlant des prédispositions. Comme chez les hommes, les décès furent à-peu-près pour moitié dans les autres professions ; nous noterons cependant que sur sept domestiques il

[1] Voyez le tableau du choléra suivant les professions, N° 2.

n'en périt que deux, et que de quatre filles publiques il en réchappa trois.

Choléra suivant les âges.

Quant à l'âge [1], si la première période de la vie paraît de beaucoup plus faible que les autres, c'est qu'à l'Hôtel-Dieu on n'admet point au-dessous de trois ans. Le plus jeune âge ne fut point le plus heureux, le choléra se montre également sévère pour les deux extrémités de la vie [2].

Si l'on réfléchit que passé l'âge moyen de la vie, le nombre des hommes va décroissant, et que la proportion des malades a été en s'élevant après quarante ans, on aura la conviction que l'âge mûr et la vieillesse, sont de tristes recommandations lors des épidémies.

Il est de remarque que le nombre des femmes, de 40 à 50 ans, surpasse celui des autres dixaines, la raison en est trop naturelle pour être indiquée.

[1] *Voyez* le tableau du Choléra, suivant les âges, N° 3.

[2] Quelques enfants très-jeunes m'ont été apportés à ma consultation gratuite du matin ; j'en ai visité quelques-uns chez eux, la plupart ont succombé.

Ces résultats obtenus sur une assez grande échelle, ont ce me semble un certain degré d'authenticité. Ils s'écartent peu de ce qu'on voit dans les autres maladies.

Le choléra se déclare à tout âge, et avec le même danger, mais il frappe en plus grand nombre ceux qui ont dépassé l'âge moyen de la vie.

Causes du Choléra.

La cause première du choléra sera toujours pour nous un problême insoluble. Elle échappe à nos sens, à nos calculs, à nos investigations; elle est insaisissable ; nous n'avons sur elle aucun pouvoir, aucune action, car nous ignorons sa nature, ses lois, et nous ne saurions dire quand elle existe ou n'existe pas.

Mais nous savons que ce principe ne peut se manifester que là où les lieux favorisent son action, et que sur les corps aptes à le recevoir, de là l'importance d'étudier les causes prédisposantes, car si les corps et les localités se refusaient à favoriser ces principes délétères, le choléra passerait inaperçu sur nos têtes, et nous n'en n'éprouverions aucun mal.

Tous les individus prédisposés , par leur habitation, leur âge, ou leur débilité physique et morale, ne sont pas également atteints. Il faut le plus souvent qu'un trouble quelconque vienne rompre l'équilibre qui maintient encore la santé : alors, au moindre trouble, on voit succéder un mal très-grave ; c'est un léger poids qui fait pencher la balance ; c'est la goutte qui fait déborder le vase. On conçoit que sans les deux premières, cette 3e condition serait purement insignifiante. Dans ces cas, elle acquiert une grande importance, et doit être éloignée avec soin ; c'est pourquoi je consacrerai quelques lignes à l'examen des causes déterminantes.

D'après ce que je viens de dire de la cause spécifique du choléra, on sera peu surpris que je ne tente point de soulever le voile qui la dérobe à nos yeux ; je laisse ce soin aux plus habiles, me réservant bien de profiter de leur découverte.

Causes prédisposantes.

Localités. Parmi les causes prédisposantes, il faut placer les localités. Nous avons désigné, dans notre ville, les lieux où le choléra a régné avec quelqu'intensité ; nous répéterons que, dans tous, nous y retrouvons des dispositions analogues, un sol humide, souvent pénétré d'eau, des habitations sur la terre ou au-dessous du sol, des rues étroites et des maisons mal bâties.

Je n'ai point remarqué que les odeurs qui nous affectent désagréablement eussent favorisé son développement d'une manière notable. Les lieux où existaient des tueries, des fabriques de chandelle, de colle, de noir animal, les marchés, les abords du spectacle et autres lieux où le dépôt journalier des immondices entretient une infection habituelle, n'ont rien présenté de remarquable.

J'ai soigné plus d'un malade dans des habitations qui ne laissaient rien à désirer sous le rapport de la propreté, et bien des gens ont, à ma connaissance, conservé leur santé, quoiqu'ils fussent dans des conditions absolument opposées.

Le Montriboudet est constamment humide, mais jamais infect. La Petite-Chaussée et Saint-Sever, dans leurs portions inondées, ne choquent point l'odorat. Le temps où parut le choléra n'était point celui des chaleurs; et si l'on m'objectait que la rue Martainville, empuantie par le marché qui règne dans sa longueur, a offert beaucoup de malades, je demanderais pourquoi le Vieux-Marché, qui ne lui cède rien, sous ce rapport, n'en a que peu ou point vu.

Choléra chez les marins.

Parmi les hommes, les marins comptent plus de décès que les autres. Sur vingt-huit, dont vingt-sept furent admis à l'Hôtel-Dieu et un à St.-Yon, il en périt seize. On s'en étonnera peu, en songeant aux fatigues des gens de mer, à leur genre de nourriture, aux privations qu'ils s'imposent dans leurs périlleux voyages, et aux excès par lesquels ils s'en dédommagent au port. Aussi, d'habitude, leurs maladies sont graves et mortelles. J'ai lieu de m'étonner qu'il n'en n'ait pas succombé davantage.

On ne peut nier que leur profession ne fût pour beaucoup dans l'invasion de la maladie. Plus d'un l'éprouva à son bord, où il était depuis long-temps; d'autres en furent pris en venant des plages les plus opposées, qu'elles fussent ou non visitées par le choléra[1].

----

[1] Les marins que j'eus à soigner venaient : quatre de Paris, quatre de Bordeaux, trois de Suède, trois de Nantes, trois du Hâvre, deux de Rochefort, deux de Vannes, un de St.-Brieux, Marseille, l'Isle-de-Rhé, d'Irlande, de Kiret et d'Espagne : plusieurs arrivaient; les autres avaient séjourné plusieurs jours sur la Seine.

Les militaires, malgré leur jeunesse et le soin que l'on apporte à leur régime, n'ont point été privilégiés. La mortalité fut, il est vrai, moindre que chez les marins, moindre surtout que sur le civil; mais, en somme, il n'y a point, entre l'un et l'autre, cette énorme différence qui règne constamment entre un hôpital civil et un hôpital militaire. Les décès du second sont à ceux du premier comme un est à quatre; ils furent, dans ce cas, comme un est à un et demi; c'est-à-dire que, du civil, il périt près de moitié, et des militaires, un peu plus d'un tiers; encore cette faible différence tient moins à leur âge et à la résistance qu'ils offraient, qu'au soin que l'on prît de me les envoyer dès le début, et sans avoir tenté aucune médication.

Si leur chiffre, sur le tableau des professions, semble infirmer ce qui précède, cela tient à ce qu'au début de l'épidémie, la commodité du voisinage et la frayeur qu'inspirait le moindre mal, firent porter à l'Hospice-Général les militaires cholériques ou non. Pour éviter toute erreur, il faut ne tenir compte que du chiffre qui les concerne à l'Hôtel-Dieu, et qui se trouve au tableau général, n° 1, c'est le seul dont je puisse garantir l'exactitude.

De l'Ivrognerie comme cause du Choléra.

On a trop généralement admis que l'habitude de l'ivrognerie prédisposait au choléra. L'expérience ne confirme point en entier cette assertion. Les charretiers, brouettiers, tonneliers, hommes du port, qui s'y livrent d'ordinaire, ne furent ni plus malheureux, ni plus nombreux que les tisserands, les fileurs et les autres ouvriers qui en usent plus sobrement.

Le peuple, incrédule et railleur, chôma les fêtes de pâques, plus qu'en aucun temps : l'air était âpre et froid ; jamais on ne vit autant d'ivrognes, et néanmoins je n'ai, dans ce temps, reçu que peu de malades.

Combien d'enfants, de vieillards, ont été saisis sans avoir bu une goutte d'eau-de-vie ou de vin ! Combien d'ivrognes incorrigibles, ont vu périr leurs femmes, qui ne buvaient que de l'eau et se consacraient exclusivement aux soins du ménage ! Chez nous, elles ont peu l'habitude de l'ivresse, et elles ont été les plus maltraitées.

Peut-être ces résultats contrarieront-ils quelques opinions ; la vérité avant tout.

Un certain nombre d'hommes ont, je le sais, été pris immédiatement après avoir bu, mais un plus grand nombre n'ont point été malades après des excès de ce genre, et combien d'autres l'ont été sans cela!

A Dieu ne plaise que je fasse l'apologie de ce vice honteux! je suis seulement porté à conclure que les ivrognes de profession n'étaient guère plus exposés que les autres, et qu'il existait de plus fâcheuses dispositions. C'est surtout chez ceux qui en avaient peu l'habitude, que l'eau-de-vie a fait développer le choléra; alors, cela rentre dans la catégorie des causes déterminantes dont je parlerai plus bas.

De la Peur comme cause du Choléra.

La peur a, de tout temps, été regardée comme le véhicule le plus sûr des maladies épidémiques. Si l'on s'en rapportait à ce qui s'est passé, dans notre ville, on serait tenté de douter de cet axiôme, ou de faire à nos concitoyens une large part de courage et de philosophie.

Cette frayeur éloignée que l'on puise le matin dans son journal, qui nous porte à nous imposer des privations, à nous soumettre à toutes les exigeances du médecin, qui nous rend crédules, faibles et parfois fanatiques; cette frayeur de bon ton, que tout tendait à faire naître, ne suffit pas seule pour produire le mal.

J'ai vu beaucoup de trembleurs, la figure pâle, la voix mal assurée, les yeux humides, qui n'ont pas eu le choléra. Un trouble nerveux, des digestions pénibles, des vapeurs, des migraines, des diarrhées innocentes, ont été le résultat de cet état contre-nature.

Plus d'un, à ma connaissance, a fait moralement tout pour n'en pas revenir, qui n'a pas été même effleuré. Je n'oserais affirmer, si l'épidémie eût sévi à Rouen comme à Paris, que cette disposition n'eût pas eu de suites fâcheuses ; car la mort suit de près les faibles courages ; mais il demeure constant que, dans notre ville, on a eu carrière pour trembler impunément.

Je compare ces peureux d'habitude aux buveurs de profession. Tel qui s'enivrait tous les jours, a échappé, tandis que celui qui a, contre son usage, fait un excès a été pris sur-le-champ. De même a-t-on vu une frayeur subite non réfléchie, une vive impression de l'âme, une mauvaise nouvelle, annoncée sans précaution, faire éclore un mal sans remède. J'en citerai quelques exemples.

On a pu remarquer que les mendians figurent pour fort peu dans notre tableau des professions ; c'est que la mendicité en temps de calamité publique est une branche assez lucrative ; ceux qui l'exercent vivent vieux, se nourrissent assez bien, ne s'astreignent à aucun exercice pénible et sont bien loin de s'imposer les privations d'un pauvre tisserand qui s'exténue chaque jour quinze ou dix-huit heures sur le métier, pour alimenter sa famille.

Des mendiants.

Altération des voies digestives.

Il est du choléra une cause bien plus sûre et plus incontestable, c'est l'appauvrissement, c'est l'altération des voies digestives et les désordres graves qui résultent, pour l'estomac et les intestins, d'une alimentation mauvaise et insuffisante. Cette cause l'emporte sur l'ivresse ; elle l'emporte sur la localité et sur la peur, elle engendre promptement la mort sans qu'on y puisse porter remède : c'est elle qui justifie pourquoi de préférence le mal atteignit les classes les plus souffrantes, pourquoi les femmes ont été plus frappées que les hommes, et pourquoi parmi celles-ci, les trameuses ont été surtout maltraitées.

Continuellement affligé du spectacle de l'indigence, je puis parler de la misère du peuple ; je ne forcerai point le tableau. Ces âmes charitables qu'un sentiment généreux d'humanité a dirigé vers leurs tristes réduits, nos administrateurs des Hospices, notre maire lui-même, qui dans ces temps difficiles a si bien mérité de ses concitoyens, ne me démentiront point.

Une portion de la classe ouvrière, celle surtout qui vit des travaux de la fabrique des toiles, est tombée dans le plus profond dénuement. Le mal date de loin ; je l'ai vu successivement s'accroître et, pour beaucoup, arriver à son comble. L'Hôtel-Dieu, qui admet le pauvre en ses maladies, calculé sur la population de la ville, il y a 80 ans, suffisait encore amplement au commencement du siècle ; alors, on pouvait se montrer généreux en l'ouvrant aux communes environnantes, ainsi qu'aux étrangers que leur position rendait dignes d'intérêt. Il y a douze ans il en était encore ainsi : l'ouvrier, fier de son aisance, dédaignait l'hôpital, restait chez lui et gardait son père et sa mère infirmes. Les choses ont bien changé : d'année en année les ressources ont diminué ; l'industrie poussée par une concurrence sans terme, n'a vu de chances de salut que dans la multiplication des produits, et dans la diminution des salaires des ouvriers. Chaque saison les a vus réduire davantage, et je demanderai à tout homme versé dans cette matière, si, malgré le dénuement le plus complet, malgré les privations de tout genre, l'existence d'un grand nombre de familles n'est pas devenue un problême difficile à résoudre. Que de souffrances, que de désordres intérieurs, que d'infirmités émanent d'une aussi redoutable cause !

Je puis assurer que les maladies, et surtout les infirmités, se sont accrues dans le peuple d'une manière affligeante[1]. Les bureaux de bienfaisance sont sans cesse assiégés, et l'hôpital serait depuis long-temps insuffisant, si, depuis six ans, la nécessité n'avait justifié la mesure de réserver les lits pour les habitants de la ville, à l'exclusion des communes environnantes. Malgré cette rigueur, malgré des formalités d'admission plus

---

[1] *Voyez* au tableau N° 6, la mortalité comparée des deux hôpitaux. Ce serait trop m'écarter de mon sujet que de placer ici toutes les réflexions qui en pourraient naître. Je ferai seulement remarquer que le chiffre toujours croissant à l'Hospice-Général, spécialement consacré aux infirmes et aux incurables, ne permet pas de douter de la progression que j'ai remarquée parmi ce genre de malades.

3*

difficiles, le chiffre de chaque année est resté supérieur à ce qu'il était auparavant.

A la diminution du salaire de ces malheureux, il faut ajouter la chèreté constante du pain depuis long-temps, l'hiver si dur de 1829, et la suspension des travaux qu'amena la révolution de 1830[1].

C'est préparé par ces causes que le choléra s'est rendu parmi nous, et je le demande, peut-on s'étonner et du genre et du nombre de ses victimes? On s'est récrié sur la mortalité de Paris; si j'éprouve une surprise, c'est qu'elle ait été aussi faible. Sur 700,000 âmes, la grande ville compte 68,000 indigents inscrits aux bureaux de charité, et ce chiffre tout énorme qu'il est, est loin de comprendre tous ceux qui sont dans le besoin. Il est une vérité que confirme l'histoire de tous les temps, c'est que les épidémies ne firent de grands ravages que là où la misère du peuple était profonde.

Je pense, d'après ce qui précède, qu'il serait

---

[1] Le mouvement favorable à l'industrie qui s'est manifesté vers la fin de 1832, a permis d'augmenter le salaire de l'ouvrier; une récolte abondante qui a fait baisser le prix du pain, et un hiver peu rude, doivent faire espérer quelque allégement à ces maux.

difficile de se refuser à admettre comme la cause
la plus puissante pour favoriser le cholera, la
misère, et par suite, les altérations du tube digestif,
qui en sont les conséquences inévitables. L'ouverture des corps est venue confirmer cette opinion
et ne m'a laissé aucun doute à cet égard. Je
sais qu'on me citera des cholériques au sein de
l'aisance, et jouissant des douceurs du superflu;
mais le choléra ne se développe pas sous l'in—
fluence d'une seule cause, et je puis affirmer que
ceux qu'il attaquera dans les dispositions que je
signale, en éprouveront les plus fâcheuses atteintes.
Suffit-il d'ailleurs d'être riche pour avoir les intestins en bon état ? Nos organes s'altèrent aussi
bien par excès que par défaut, des graves
désordres dans ces parties naissent parfois de
sources bien différentes, et me renfermant dans
l'histoire de notre ville, je n'ai point entrepris
la tâche d'expliquer ce qui s'est passé ailleurs.

Causes déterminantes.

S'il fallait énumérer toutes les causes déterminantes après lesquelles le choléra s'est déclaré,
il faudrait un volume, car tout ce qui produit
sur l'économie une vive impression, soit au physique, soit au moral, a pu être signalé dans cette

circonstance. Je ne parlerai que des plus évidentes, de celles que j'ai recueillies des malades eux-mêmes, et alors elles seront bien moins nombreuses qu'on ne pourrait le penser. L'insouciance du peuple fait qu'il se rappelle à peine les premières circonstance de son mal, l'état extrême de beaucoup ne permettait aucun renseignement, et très-souvent l'invasion a été instantanée, due aux influences générales, quoiqu'attribuée à des causes tout-à-fait futiles.

Indigestions.   Bien souvent un trouble dans la digestion a été regardé comme cause, lorsqu'il n'était qu'effet; mais plusieurs fois il a été facile de reconnaître que l'invasion datait de l'indigestion d'aliments ou de boissons particulières.

On peut admettre que chez ceux qui ont fléchi sous l'action d'une cause déterminante, il y avait bien imminence, prédisposition; mais sans cette dernière impulsion, le mal eût pu les épargner; ils opposaient plus de résistance que ceux qui étaient pris de prime-abord et tout-à-fait à l'improviste. Les trois premiers malades qui ont été observés à Rouen, avaient fait excès d'eau-de-vie; un d'eux avait une grave dyssenterie. L'épidémie alors n'avait pas encore toute son intensité;

il a fallu la réunion de toutes les causes pour les abattre. Plus tard, ils auraient pu être saisis à jeûn.

J'ai, parmi les hommes surtout, noté l'action de l'eau-de-vie, et j'ai pu me convaincre que c'étaient moins les buveurs de profession, habitués à l'impression de ce liquide, qui étaient exposés, que ceux qui en avaient usé contre leur coutume. Plus d'un ivre-mort m'a été apporté, qui, le lendemain, s'est réveillé bien portant. *L'eau-de-vie.*

Je ne pense pas que le nombre des malades, par cette seule cause, s'élève au vingtième des hommes ; mais je dois noter que de ceux qui ont été pris ainsi, bien peu ont échappé.

Combien d'indigestions qui n'étaient qu'effet, ont été données comme cause ! Néanmoins, trois fois le choléra a suivi de près l'usage de moules de mauvaise qualité, et l'on sait qu'alors elles peuvent produire des symptômes graves, mais d'ordinaire plus effrayants que dangereux.

Trois fois la raie piquante produisit le même effet : une fois, entr'autres, on n'en saurait douter. Un mari reprochait à sa femme de lui avoir apprêté de la raie qui sentait ; pour lui prouver qu'elle était bonne, elle en mangea beaucoup à contre cœur, et fut prise du choléra.

Un jeune enfant fut malade après une indigestion de cerises, et mourut. Les vomissements et l'ouverture du corps prouvèrent que les noyaux avaient été de la partie : c'est le seul fait de cette nature que je possède.

Purgatifs. Deux militaires furent atteints pour avoir pris du copahu ; ils guérirent tous deux.

On conçoit qu'alors tout remède purgatif ne devait être donné qu'avec réserve ; c'eût été cependant mal agir que de s'en abstenir en entier. La méthode évacuante est celle dont j'obtiens les plus heureux résultats à l'Hôtel-Dieu. Pendant le choléra, j'en ai usé toutes les fois que je l'ai cru utile, sans avoir aucun regret à former : trois fois, dans le même temps, j'administrai le copahu à haute dose, sans avoir à m'en repentir. J'observai un choléra des plus violents, par une cause bien opposée. Un capitaine de la ligne, atteint d'une urétrite, s'était pendant vingt jours soumis à l'usage d'une tisanne délayante ; il éprouva les symptômes les plus redoutables et ne guérit qu'après six semaines de danger. Marié et chargé de famille, il s'imposait les plus grandes privations ; et, dans ce cas, je pense que l'usage prolongé de boissons délayantes n'a pas été indifférent à ce qu'il éprouva. Remis de cet assaut, son urétrite

reparut ; elle fut rebelle, et comme on le préju-
gera, ce n'est point à lui que j'ai administré le
copahu.

Je pourrais citer bien des malaises attribués à
du lard, aux haricots, à la fraise de veau, etc. ;
mais le plus souvent, en interrogeant, je décou-
vrais qu'un flux léger, qu'une courbature, qu'un
trouble général avait préexisté, et que les accidents n'étaient point causés par l'aliment, mais
bien par l'influence seule du principe de l'épidémie.

Deux fois le mal s'est déclaré sur des hommes
travaillant les jambes dans l'eau, aux bords de la
Seine.

Impressions morales.

Parmi les causes non équivoques qui ont déterminé souvent le choléra, il faut placer une impression morale vive, profonde et instantanée.

Chez plusieurs, j'ai noté des accès de colère,
d'indignation, de crainte.

Un homme se prend de querelle avec un voisin,
le choléra se déclare immédiatement.

Un malade cachectique est menacé de renvoi,
et ne tarde pas à offrir du flux et des vomissements.

Combien de femmes ont été saisies à la vue de leurs maris, ou de leurs enfants expirants ! Alors la même influence avait, il est vrai, agi sur tous ; mais l'invasion ne datait que du moment de cette vive douleur.

J'en pourrais citer nombre d'exemples ; je me bornerai aux suivants :

Une jeune fille de seize ans me fut apportée aux premiers jours de l'épidémie, n'offrant que des symptômes très-légers du choléra ; pour la rassurer et lui persuader qu'elle n'avait point ce mal, je la fis coucher au milieu des convalescents. Des imprudents agirent en sens contraire, en lui affirmant qu'on avait fait erreur, et qu'elle avait bien le choléra ; elle ne tarda pas à en offrir les signes les plus tranchés, et ne réchappa qu'avec peine. Elle se nomme Victoire Hamond.

Il me serait aisé de citer quelques histoires tout-à-fait en sens inverse de celle-ci.

On m'avait apporté, au commencement d'avril, une femme Canouel, rue des Ramassés ; par une erreur bien funeste, elle fut inscrite sur le livre des entrés, sous le nom d'une autre cholérique qui mourut le deuxième jour. Le mari de la première vint le lendemain me demander à voir sa femme qui, disait-il, il avait trouvé mieux la veille. Je consultai le registre et fis tout pour l'en détourner, pensant qu'elle avait succombé dans la nuit. Il insista, désirant la reconnaître avant de lui faire rendre les derniers devoirs. Sa douleur était extrême. En passant dans la salle, il jette les yeux sur le lit où il s'était arrêté la veille et y reconnaît celle qu'il pleurait. La reconnaissance fut mêlée de larmes. Cette émotion leur fut également funeste : le mari, pris deux heures après, mourut le soir même, et la femme eut une rechute qui l'emporta. Sa fille et son gendre, qui l'accompagnaient, n'éprouvèrent aucun malaise.

De la Contagion du Choléra.

Avant l'apparition du choléra parmi nous, la non contagion n'était point à mes yeux une question douteuse ; ce que j'ai vu m'a confirmé dans mon opinion. C'est en faveur de ceux qui craignent encore, que je rapporterai ce qui s'est passé à l'Hôtel-Dieu.

Le militaire, le marin, l'homme de la rue Mamuchet, qui furent nos trois premiers malades, n'avaient eu aucune communication entr'eux, ni avec rien qui eût approché du choléra. Après une trève d'un jour, un marin tombe malade à bord, y séjourne dix-huit heures au milieu de cent passagers qui continuent à se bien porter. Il vient mourir à l'hôpital, et ne communique son mal à personne. Le lendemain, de nombreux malades éclosent sur les points les plus éloignés. Un des premiers vient du Boisguillaume, un de Sotteville ; d'autres de Martainville et de la Petite-Chaussée. Peut-on voir, dans cette succession, autre chose que la marche naturelle d'une épidémie ?

Bien pénétré de cette vérité, je me suis de toutes mes forces opposé aux mesures d'isolement arrêtées pour l'Hôtel-Dieu, et sur l'opportunité desquels je n'avais point été consulté. Si la maladie était contagieuse, une fois admise dans la maison, il fallait bien courir la chance en commun ; car une séquestration absolue étant impossible, le mal devait promptement se transmettre par les personnes et les choses, et si elle ne l'était pas, ces mesures extraordinaires ne pouvaient que jeter l'épouvante et apporter bien des entraves au service.

Je fis placer les cholériques avec les autres malades ; seulement, pour la commodité, l'extrémité de chaque salle leur fut réservée : plus d'une fois, les uns et les autres furent confondus ; plus d'une fois, je les laissai ainsi pour ne les point inquiéter.

Mes précautions étaient prises : long-temps à

l'avance j'avais répété aux malades, aux élèves, aux religieuses, que le choléra n'était point une maladie nouvelle ; qu'on lui faisait uue trop grande réputation ; qu'il n'avait rien de plus effrayant ni de plus dangereux que ce que nous voyons chaque jour ; que c'était une maladie ajoutée à tant d'autres, et que tout simplement on en mourait ou guérissait, et surtout qu'on pouvait l'affronter sans danger. Ce que j'avais lu sur son compte, ne me permettait pas de douter de sa gravité ; mon but était de maintenir autour de moi le saug-froid indispensable en pareille circonstance ; c'était le seul moyen de faire au mal la plus petite part possible.

Ces paroles avaient produit leur effet : quand le trouble était dans la ville, le calme régnait à l'hôpital. Jamais le service de la médecine ne se fit avec plus d'harmonie et de sécurité.

Le mot de choléra retentit bien rarement dans mes salles ; je m'abstins de le prononcer, et chacun suivit mon exemple, et beaucoup l'eurent sans en connaître le nom.

Il m'arriva, ainsi qu'à bien d'autres, d'être sali sans émotion par le jet des vomissements. Vingt fois je me surpris à respirer le souffle glacé pour entendre leur voix défaillante. Les chapelains furent auprès d'eux nuit jour, sans qu'il y parut. Peut-être pensera-t-on que les personnes habituées à l'atmosphère des hôpitaux jouissent de quelqu'immunité? Cela est vrai; mais les élèves, les médecins étrangers qui accoururent en foule, les administrateurs qui, chaque jour, visitèrent les salles[1]; les parents venant voir leurs proches n'ont point été attaqués. Parmi les infirmiers, il en était de nouveaux qui n'avaient jamais servi dans la maison. Les veilles et les fatigues du jour ont doublé pour les dames religieuses, et pas une ne fut indisposée. Plusieurs fois elles se plaignirent de la fétidité particulière des cholériques, soit en renouvelant les lits, soit en lavant le linge. Elles ensevelirent les morts, sans éprouver rien de fâcheux.

[1] Qu'un médecin, en temps de péril, affronte la contagion et reste inébranlable à son poste, rien que de naturel : c'est un soldat à la brèche ; mais qu'un homme du monde, peu fait au spectacle de la douleur, surmonte ses craintes et ses préjugés pour se rendre au milieu d'un air infecté, c'est un acte de courage que l'on peut signaler.

Peu de jours se sont passés, pendant l'épidémie, sans que MM. Lemarchand et Dubosc-Lettré, ne soient venus visiter les cholériques dans les salles, et s'assurer si rien ne leur manquait.

Un infirmier malade de fatigue se coucha dans un lit où plusieurs cholériques avaient successivement succombé, je l'y laissai pour ne le point alarmer ; il en fut quitte pour une courbature.

Pendant six mois je soignai le choléra, et je n'ai rien noté qui put me faire même soupçonner la contagion. Aucuns de ceux qui vinrent pour d'autres maladies ne le contractèrent, et dans toute la maison, je n'ai pas ouï-dire que personne en ait été atteint. Il y eut cependant plus de quarante cholériques réunis sur un même point, au mois de mai.

Au commencement de juillet, un incident grave faillit troubler la tranquillité générale : on m'annonça que le choléra s'était spontanément déclaré dans les salles de la chirurgie, et qu'il s'était communiqué. Voici le fait : Un homme entré depuis quelques jours seulement, attendant une opération de cataracte, se prit de querelle avec son voisin. A la suite d'un accès de colère le choléra se déclare, et l'emporte en vingt-quatre heures. La frayeur fut grande. Un témoin qui éprouvait un léger dévoiement sortit, et ne fut point malade ; un second, à qui la peur donna une diarrhée, en fut quitte pour cela. Deux vieillards succombèrent dans le même temps : un âgé de 72 ans, grabataire, avait une dyssenterie qui le minait depuis long-temps; l'autre, du même âge et impotent par suite d'une fracture non réduite, avait du délire et de la fièvre. Je crois qu'il n'était pas besoin de chercher à leur mort une cause surnaturelle.

Le point de l'hôpital où ce fait fut vu est tout-à-fait distinct des salles de la médecine; c'est une aile opposée de la maison. La salle fut immédiatement évacuée et blanchie. Cette mesure, n'eût-elle servi qu'à faire renaître le calme, elle était toujours de saison.

J'ajouterai que la confiance et la sécurité dont on jouissait, dans mon service, ne s'étendaient guère au-delà : je passais pour téméraire ; dans cette circonstance, comme dans beaucoup d'autres, l'éloignement redoublant la terreur, le choléra faisait surtout merveille là où il n'était pas.

Il y avait bien, dans l'intérieur de la maison, plus d'un peureux camphré et chloruré, j'aurais eu fort à faire s'il m'avait fallu tenir compte de toutes les histoires dont on venait m'étourdir.

Peu de jours après l'événement de la chirurgie, on vint me dire que tous les malades d'une salle de convalescents étaient pris de dévoiement[1]. Je

---

[1] C'était la salle St.-Louis, voisine de la chirurgie.

fis examiner en secret les déjections ; elles n'a—
vaient rien de suspect ; la visite fut faite comme
d'usage ; je prescrivis quelques diètes, et il n'en
fut plus question.

On peut, d'après cela, juger s'il m'est possible
d'admettre la contagion.

A l'Hospice-général [1], sur une population de
plus de deux mille âmes, nul n'a été atteint [2] : il
y avait pourtant là bien des cacochymes, et le
foyer le plus actif du mal n'était pas loin, mais à
l'abri de toute influence morale ; leur nourriture
était saine et suffisante, et ce résultat atteste,
mieux que tous les éloges, l'excellente tenue de
cet établissement.

On dira peut-être qu'il n'en a pas été de même
partout, et que de nombreux malades ont été vus
dans la maison même de St.-Yon. Je n'ai point le
droit de jeter les yeux dans l'intérieur d'un asile
qui ne m'est pas confié ; mais si cet effet était dû
à la contagion, comment aurait-il été sensible là
où l'on a apporté le moins de malades ? Le choléra

[1] Les salles destinées aux cholériques étaient tout-à-fait
distinctes de l'Hospice-Général, et disposées dans l'en-
clos des Célestins, qui en est une dépendance.

[2] Un seul vieillard septuagénaire, qui servait de fos-
soyeur, mourut au mois de mai.

eût pu survenir à l'Hôtel–Dieu, à l'Hospice-Général, par le seul fait de l'épidémie. Il n'est pas plus étonnant qu'il se soit déclaré dans St.-Yon que dans les casernes Bonne-Nouvelle et Saint-Sever. J'aurais même trouvé d'autant plus surprenant qu'il ne s'y montrât pas, qu'il a régné d'une manière intense dans les rues environnantes, et que les aliénés sont loin d'avoir une immunité pour les causes que j'ai signalées comme pouvant surtout y prédisposer.

Du Choléra.

Les écrits des anciens ne laissent aucun doute sur l'antiquité du choléra ; on sait que, depuis plusieurs siècles, il est endémique dans l'Inde. L'obscurité qui règne sur la nature des graves épidémies qui ont sévi en France, ne me permet pas d'affirmer que ce soit pour nous une maladie toute nouvelle. Pour mon compte, j'avoue n'avoir rien vu qui lui ressemble. Il doit prendre place parmi les maladies les plus meurtrières ; car il en est peu qui donnent la mort d'une manière aussi prompte, et parfois aussi inévitable.

Ce qu'il y a de spécial dans le choléra, c'est l'imminence du danger dans la première période ;

danger qui ne cesse pas complètement après elle, mais qui diminue à mesure que l'on s'en éloigne[1].

Cette remarque, faite de tout temps, a été cause de plus d'une erreur, et fait plus d'une victime. Le péril des premiers instants est si pressant, qu'on a cru avoir tout gagné si l'on parvenait à franchir ce pas difficile ; et pour beaucoup, le choléra ne consiste que dans une dépression mortelle ou un réveil salutaire ; de ces malades vivement pris, qui ont pu marcher le lendemain, je n'en ai point rencontré. Les plus légèrement atteints n'ont pas été malades moins de quatre à cinq jours, et n'avaient point offert tous les symptômes graves de l'état algide ; quant à ceux qui les ont présentés dans toute leur intensité, il n'ont guéri qu'au prix de chances nombreuses, et qu'après une maladie qui, de dix jours, s'est parfois prolongée au-delà de trente et quarante.

C'est lorsque j'aurai occasion de parler du traitement, qu'il me sera aisé de démontrer combien cette opinion a été préjudiciable.

Lorsqu'on dirige tous ses efforts vers un seul

[1] *Voyez* le tableau du séjour des cholériques dans les hôpitaux, suivant les décès et les guérisons, N° 4.

but, on croit tout avoir gagné si on l'atteint, et l'on est étonné de voir son malade succomber à une série de nouveaux accidents contre lesquels on n'était point en garde.

J'avoue que la lecture des auteurs qui avaient été sur les lieux étudier le choléra, était loin de m'en avoir donné une idée exacte. Tous ont, avec d'assez vives couleurs, dépeint la période algide, ainsi que les symptômes les plus saillants dont elle s'accompagne : mais bien peu ont été au-delà ; et comme s'ils avaient partagé l'erreur que j'ai signalée, ils se sont fort peu étendus sur le reste. Comme s'il suffisait de décrire une grande scène d'un drame, pour donner idée de son ensemble. Eh ! pourtant, le malade qui survit à cette première phase, si terrible, est loin d'être sauvé ! Que de périls le menacent ! que d'accidents prêts à fondre sur lui, si une main sage et prudente ne le guide jusqu'au port !

J'ai rarement vu une réaction franche et promptement salutaire ; le plus souvent elle marchait avec lenteur et irrégularité, revêtant le caractère de plusieurs affections graves. Ce qui manque surtout, à mon avis, ce sont des obserservations détaillées des malades depuis l'invasion jusqu'à l'entière guérison, où la valeur des signes soit bien appréciée. La peau, la langue et les yeux en fournissent de bien précieux et de bien constants. Quand faut-il craindre ou espérer? faut-il aider ou combattre les évacuations? quand faut-il le faire? quels sont les signes du salut et ceux de la mort? Jamais aucun mal ne parla plus clairement; jamais les signes ne furent plus sûrs et plus décisifs [1].

Quelques journaux, il est vrai, ont recueilli des documents utiles; mais ces feuilles éparses ne peuvent former un ouvrage suivi. Un jour les voit naître et mourir; et semblables aux oracles de la Sybille, on en retrouve à peine quelques débris échappés aux outrages des vents [2].

Je n'ai rien lu sur beaucoup de terminaisons que j'ai observé; telles que des abcès critiques, des flux bilieux énormes, la chute de l'épiderme et

[1] On trouvera, dans les excellents rapports faits par par M. Double, au nom de l'Académie de Médecine, une foule de notions du plus haut intérêt; mais la concision de ces ouvrages ne permettait d'entrer dans aucun des détails que je regrette ne pas avoir rencontrés ailleurs.

[2] Parmi les journaux que l'on peut consulter avec fruit, on doit citer la Gazette médicale, qui s'est constamment fait remarquer par sa saine logique et son impartialité.

l'éruption qui toujours la précède. Ce dernier phénomène s'est, à mes yeux, montré trop souvent et dans des circonstances trop identiques, pour ne pas réclamer une attention spéciale.

C'est en réunissant ce qui a été vu dans les diverses localités, que l'on pourra obtenir un ensemble régulier et complet. Déjà la maladie semble avoir reçu plusieurs modifications par l'effet de ses longues excursions; plus convulsive dans l'Inde, elle paraît dans le nord avoir plus spécialement revêtu le caractère de l'asphyxie; dans notre climat tempéré, la période algide a été vue sans cyanose; et dans notre ville surtout, je puis attester que le collapsus et le refroidissement ont souvent existé sans convulsions, sans asphyxie bien sensible, ce qui n'en rendait le choléra que plus insidieux. On conçoit que ces nuances dépendantes des climats doivent aussi amener des variations importantes dans sa marche, et exiger bien des modifications dans son traitement.

Loin de moi la prétention d'avoir tout observé, mais j'ai noté quelques signes que je n'ai point vu mentionner ailleurs. J'ai soigneusement étudié leur valeur; j'ai suivi le choléra dans sa marche et ses terminaisons, et je conserve des notes qui pourront un jour servir comme de simples jalons dans un champ neuf encore, mais bien fertile pour qui saura le cultiver.

On ne saurait trop le dire, le choléra est une des maladies des plus graves et des plus meurtrières que l'on puisse rencontrer ; son danger trompe parfois les yeux exercés, surtout avec la forme insidieuse qu'il a choisi chez nous. Bien souvent une fausse sécurité endort la vigilance de l'observateur, et c'est au moment même où tout semblait devoir tranquilliser que l'espoir échappe ; nul ne peut se flatter d'avoir été à l'abri de pareilles erreurs : j'avoue qu'il faut une grande habitude pour n'y être pas trompé ; je ferai tous mes efforts pour jeter, par la connaissance des signes, quelque lumière sur ce point essentiel.

Ce que je viens de dire expliquera la surprise de plusieurs médecins venus de loin pour voir le choléra. Aux récits qu'on avait fait, ils s'attendaient à quelque chose de si nouveau, de si extraordinaire, qu'ils en pouvaient à peine croire leurs yeux. Ils se demandaient s'il n'y avait pas erreur ou déception. Peu de convulsions, point de cris effrayants, rarement des vomissements sans frein, point de cette cadavérisation si célèbre, mais presque toujours des malades gisant paisiblement, plus souvent affaissés qu'agités, et n'offrant au premier aspect rien de plus effrayant que ce qu'on rencontre chaque jour dans la plupart des affections graves.

Aussi les uns, peu satisfaits de ce qu'ils avaient vu, croyaient qu'une visite leur en avait assez appris; les autres regardaient sans voir, et plus d'un, sans un guide et quelques éclaircissements, n'aurait sans doute pas rencontré ce qu'il désirait.

Durée du Choléra.

C'est immédiatement après l'équinoxe de mars, que le choléra a été reconnu à Paris, et quelques jours plus tard, il était dans nos murs. Le temps était alors d'une extrême âpreté. Les nuits étaient glaciales, le ciel pur et les vents constamment à l'est. Après quelques jours de prélude, le choléra éclata avec force, et pendant les mois d'avril et de mai, on compta un nombre égal de malades et de décès[1].

[1] On pourra suivre les progrès de l'épidémie, sur les tables météréologiques qui sont à la fin de cette notice, auxquelles sont joints le nombre des malades et des morts pour chaque jour.

Si le mois de juin en offrit moitié moins, la mortalité fut relativement la même.

Pendant les mois de juillet et d'août, le chiffre fut en décroissant, et la violence sembla quelque peu se ralentir; mais au mois de septembre, si le nombre n'augmenta point, le mal fut plus cruel que jamais; en aucun temps de l'épidémie, le choléra ne fut plus sévère, comme si prêt d'expirer, il signalait sa fureur par de plus rudes coups. C'est ainsi que l'on arriva à l'équinoxe de septembre, et j'observai alors un moment d'arrêt qui me fit présumer qu'il touchait à sa fin. Pendant dix jours je ne vis aucun malade de la ville. Ceux que je reçus dans le mois d'octobre, en petit nombre, venaient de points fort écartés, et les plus graves d'entr'eux regardaient des militaires ou des marins qui nous étaient étrangers. Enfin, le mois de novembre n'en fournit que deux, et le dernier de l'année fut vu dans les premiers jours de décembre [1].

On peut, d'après cet exposé de la marche épidémique du choléra, se convaincre qu'il n'a pas

---

[1] Bien des personnes seront étonnées d'apprendre que le choléra ait duré si long-temps; car beaucoup étaient persuadées qu'il avait cessé avec les bulletins que publiaient les journaux.

cessé d'être le même, et tout aussi redoutable à sa terminaison qu'aux premiers jours de son invasion.

Lorsqu'une épidémie de la nature de celle qui nous occupe se développe au milieu de masses entassées, dans des camps, des villes assiégées, le mal se reproduit par le mal même, et sa durée peut s'écarter en quelque chose de l'ordre naturel; mais lorsqu'elle agit librement, sans contrainte, dans une ville soumise depuis long-temps aux lois sages de l'hygiène, on remarque toujours l'influence incontestable des solstices et des équinoxes. Ainsi le choléra, développé à la fin de mars, a conservé toute sa gravité jusqu'au mois de juin, à la fin duquel il éprouva une rémission sensible. Au mois de septembre, une recrudescence des plus sévères s'arrête comme devant une digue à l'équinoxe d'automne, après lequel on ne vit plus que des cas isolés qui avaient disparu complètement avant le solstice d'hiver. Telle est la marche ordinaire des constitutions médicales. Toute maladie populaire qui débute avec l'équinoxe de mars ne cesse qu'à celui de septembre, ou au plus tard disparaît avant le solstice d'hiver [1].

[1] On pourra se rappeler que, six mois à l'avance, j'avais émis des prévisions conformes à ces résultats.

L'histoire des grandes épidémies atteste que leur durée n'a pas été moindre de six mois ; si plusieurs ont reparu l'année suivante, elles ont toujours éprouvé une suspension au moment de ces époques décisives.

Le choléra est-il éteint pour nous ? c'est ce que l'avenir nous apprendra[1].

Influence générale de l'Epidémie.

Le pouvoir de cette grande et solennelle constitution médicale, fut également sensible dans l'hôpital sur tout ce qui n'était point le choléra. Pendant les quatre premiers mois les maladies qui lui étaient étrangères augmentèrent, ainsi que la mortalité. La majorité de ces affections graves étaient des fièvres catharrales, bilieuses, éruptives, avec vomissements plus fréquents que d'usage, composés de bile verte, et souvent accompagnés de vers ; mais toujours de la chaleur, de la fièvre au début, rien qui fit craindre l'invasion de la période algide. Pendant les deux derniers mois, ces fièvres disparurent peu-à-peu, et à l'équinoxe d'automne je ne sais s'il m'en restait une seule. Chose bien rare dans un service aussi nombreux

[1] Il m'est arrivé en janvier deux cholériques gravement atteints.

que le mien, les maladies aigues manquèrent complètement. C'est d'après cet ensemble de circonstances que j'ai prononcé que l'épidémie
cessait d'exister, et que le reste ne serait plus
que des débris insignifiants ; en effet, à dater de
cette époque, les maladies changèrent complètement de caractère, et rarement il me fut donné
d'observer une conversion aussi nette, aussi
tranchée que celle-ci.

Phthysiques
préservés
du choléra.

Mes salles, dépourvues de maladies aigues,
n'avaient jamais présenté un coup-d'œil aussi affli-
geant, par la quantité de phthysiques qui les rem-
plissaient, et qui ne cessèrent d'abonder pendant
tout l'hiver ; ce qui tenait à ce qu'ils avaient été
respectés par le choléra qui parut avoir pour ce
genre de mal une antipathie bien prononcée. Sur
plus de quatre cents cholériques, un seul fut
frappé au dernier degré d'une phthysie pul-
monaire, encore les signes furent-ils long-temps
équivoques. Une seule fois, pendant la réaction,
une malade accusa une vive douleur au côté.
Deux militaires proposés pour la réforme, comme
faibles de poitrine, furent atteints et guérirent ;
et si, dans les derniers temps, j'observai quelques faits qui semblaient déroger à cette règle,

c'est qu'alors le mal s'effaçait et que l'épidémie avait perdu de son influence.

A l'ouverture des corps de ceux qui succombèrent, je fus constamment frappé de la bonne conformation de la poitrine ; sur la grande majorité, les organes de la respiration étaient intactes et dans un état parfait de conservation ; souvent même les poumons étaient absolument libres d'adhérences ; ce qu'on sait n'être pas commun : je pense que les mêmes remarques auront dû être faites ailleurs.

Est-ce par l'effet des mêmes influences, ou par un mouvement de dépuration salutaire, que j'ai, depuis le mois de septembre et jusqu'au mois d'avril suivant, vu quantité de personnes tourmentées de furoncles ? ou bien le régime échauffant auquel beaucoup s'étaient soumis, n'y aurait-il pas contribué ?

Le silence des organes de la respiration pendant la vie et après la mort, chez les cholériques, m'a fait porter une attention spéciale sur tout ce qui entretenait quelque relation avec cette partie du corps : toutes les fois que, pendant le choléra, j'entendais un léger rale, j'en tirais un bon augure ; bien rarement ce pressentiment a été

Des nourrices atteintes du choléra.

trompé. J'en puis dire autant des nourrices,
lorsque la tension du sein ne diminuait pas trop
rapidement. Sur six femmes dans cet état, aucune
ne mourut, et cependant plusieurs furent assez
maltraitées. Une d'elles eut l'éruption, et une
autre des selles nuancées de rose ; ce que je
regarde comme un des signes des plus redoutables.

Femmes
enceintes.

Ce qui arriva chez les femmes enceintes me
paraît digne d'être ici noté. Le choléra ne leur
fut point sévère. J'en reçus neuf dans cet état :
une à trois mois, deux à quatre mois ; deux à
sept une à huit, et trois à neuf. Deux seulement
périrent : une à sept mois, qui avait été saisie
en voyant expirer un de ses enfants du même
mal.

Dès le début, elle fut en proie à des convulsions et à un délire qui ne permirent de lui ad-
ministrer que bien peu de remèdes. Elle accoucha d'un enfant mort dans cette agitation, et
mourut sans avoir repris ses sens.

La seconde me fut envoyée au troisième jour
de l'invasion, après qu'on eût inutilement tenté
les médications les moins rationnelles. Lorsque
je la reçus, le travail de l'enfantement était déjà

établi. Elle accoucha seule, et sans difficulté aucune , d'un enfant mort , et survécut encore trois jours. Cette longue résistance m'a fait vivement regretter qu'on ne me l'ait pas apportée plutôt.

Les sept autres guérirent , non sans avoir couru de grands dangers. Des selles abondantes, des vomissements énormes, le collapsus et l'asphyxie, ne troublèrent point la marche de la gestation. Deux, à terme, accouchèrent paisiblement ; la nature termina son œuvre doucement et presque sans douleurs. Les enfants étaient privés de vie depuis plusieurs jours, car l'épiderme se détachait par lambeaux : les suites de couche furent fort simples. J'entrerai dans de plus longs détails au sujet de ces femmes, lorsque je ferai connaître le traitement qui leur fut administré.

Je dirai, en terminant cet article, que je n'ai pas eu l'occasion d'observer une récidive qui ait été jusqu'à la période algide.

Des Préservatifs contre le Choléra.

Tant que nous ignorerons la nature du principe qui engendre le choléra, nous devrons renoncer à tout moyen propre à le combattre directement. Je ne citerai point les prétentions émises au sujet du camphre, du chlore[1], etc. Je sais ce qu'on doit d'égard aux grandeurs déchues; il me semblait seulement passablement bisarre de tant songer à ses pieds, lorsque le mal planait au-dessus de nos têtes, et de se salir du matin

[1] L'Académie croit devoir signaler ici les inconvénients, ou tout au moins la nullité d'action de quelque prétendus préservatifs qui ont d'ailleurs été fort préconisés.

En tête de ces moyens elle placera le camphre, dont le moindre inconvénient aurait été de demeurer sans aucun résultat. Trop souvent cette substance, presque toujours prodiguée, a produit sur l'économie, et particulièrement sur le système nerveux, des impressions nuisibles. Il faut juger de la même manière tous les vinaigres, tous les alchoolats, tous les mixtures anti-cholériques, véritable impôt levé sur la crédulité publique.

Tous les chlorures sous toutes les formes, placés en profusion dans les appartements et jusque dans la chambre à coucher, ont souvent fait du mal. La toux, des anxiétés de poitrine, des irritations de gorge en ont été communément la suite, et d'un autre côté, il serait bien difficile de citer des cas bien avérés de leur utilité prophylactique.

(Deuxième rapport de l'académie royale de médecine, rédigé sur la demande du gouvernement. -- 15 mai 1832.)

Mai 1832. -- M. Dérosne instruit l'Académie de médecine, que, dans un établissement où l'on prépare le chlore, sur 178 ouvriers, 70 sont morts du choléra.

au soir pour se soustraire à l'infection. Tout l'ensemble de nos moyens de préservation ne peut
avoir d'autre but que d'éloigner les prédispositions dont nous avons parlé.

On a toujours dit que le calme de l'âme était
une condition indispensable à la sécurité ; mais le
moyen d'être tranquille quand de tous côtés on
criait : N'ayez pas peur ! quand les journaux, les
murs, les rues, les lieux de plaisirs même, et le
sanctuaire de la maison, offraient et exhalaient
tous quelque chose du choléra[1].

On a beaucoup parlé de l'obstination du peuple,
de son aveuglement et des excès auxquels il s'est
porté : s'il lui était donné de se justifier, on serait
peut-être bien étonné des raisons qu'il ferait
valoir. Chez nous, le mal n'a pas été assez général,
pour qu'on eût rien à déplorer ; le tout s'est borné
à des rumeurs.

Il me serait fort difficile de dire comment se
sont accrédités les bruits étranges qui coururent
alors, et les absurdes croyances qui se répan-
dirent ; il n'y avait qu'un pas de là aux graves dé-

[1] Hippocrate, lors de la peste d'Athènes, ne fit point
arroser les rues avec du chlore, mais sécher celles qui
étaient humides, et allumer de grands feux dans les
places.

sordres auxquels il s'est porté en beaucoup d'endroits. La malveillance y fut sans doute pour
quelque chose; car, maintes fois, l'autorité a
signalé que les idées d'opposition ne naissaient
pas spontanément, et que des insinuations perfides
éloignaient les malheureux des asiles qui leur
étaient ouverts.

Si, d'un autre côté, on réfléchit que ces répu-
gnances ne se sont pas manifestées partout; que,
dans les villes même les plus affligées, des quartiers ont, dans les mêmes circonstances, joui
d'un calme parfait, on pourra se demander s'il
n'était pas possible de prévenir les scènes dont
on a été le témoin [1]? Les meilleures intentions ne
sauvent pas de l'erreur; et en se rappelant ce qui
a été fait, on décidera si, en pareil cas, on de-
vrait suivre absolument les mêmes errements [2].

[1] A St.-Pétersbourg, où le peuple s'est porté aux plus
violents excès, le calme le plus parfait n'a cessé de régner
dans un quartier qui ne fut pas moins maltraité que les
autres; ce quartier fut confié aux soins d'un médecin
français qui y organisa les secours d'après un mode dif-
férent des autres. Je regrette de ne pouvoir citer son
nom, que j'avais noté avec soin lors de la visite qu'il me
fit l'an dernier.

[2] Les mesures prises furent généralement dirigées
contre la contagion que peu de personnes défendent aujourd'hui.

Les précautions hygiéniques sont bonnes, il est vrai, mais elles doivent être prises en tous temps ; elles sont également efficaces contre tous les maux, et il ne doit pas être besoin de la peur du choléra pour être sobre, se tenir propre, et balayer le devant de sa porte.

Celles qui regardent les particuliers ne sont ignorées d'aucun de ceux qui peuvent les prendre à l'avance, et le plus souvent il est bien superflu de les recommander au pauvre, car il ne lui est guère possible d'en profiter. S'il ne peut échapper qu'au prix d'une habitation salubre, de vêtements de saisons et d'une bonne nourriture, sa perte est certaine ; dès-lors il se résigne, et chez lui l'insouciance et l'incrédulité sont le contre-poids de la misère, mourir est pour lui la moindre chose ; habitué dans ses maladies, à l'hôpital, ou au modeste médecin de son arrondissement, qu'il n'a pas toujours à discrétion, quelle confiance veut-on qu'il accorde à des docteurs nombreux, venant officiellement comme pour observer son mal et expérimenter sur son corps ? Cette tendresse inusitée l'effraye au lieu de le rassurer ; tant de zèle lui devient suspect, et il ne manque pas de rejeter sur la médecine, ainsi que sur le médecin, ce qui souvent n'appartient ni à l'un ni à l'autre. On a pu reconnaître que partout la défiance l'avait rendu plus qu'insensible au dévoûment des gens de l'art, ainsi qu'aux intentions bienveillantes de l'autorité.

Il faut un peu servir le peuple suivant son goût, connaître ses habitudes et ses préjugés; car il n'est pas toujours sans danger de rompre avec les uns, ni de fronder les autres.

Quant aux précautions recommandées dans le régime, je doute que l'expérience en ait généralement sanctionné la nécessité. Le meilleur moyen de se maintenir en santé étant de ne point s'écarter de ses habitudes, je ne conçois rien aux proscriptions dont on a fait une règle générale. Qu'avaient, au fait, de nuisible une quantité d'aliments qui ont été mis à l'index ?

Que mangera le peuple si on lui retranche les charcuteries et les salaisons dont il use chaque jour? Pourquoi lui interdire la bierre? Consulté si l'on devait consommer à l'Hôtel-Dieu les provisions de cette nature, que l'on avait fait pour la saison, je conseillai de ne point s'écarter de l'usage, puisqu'elles étaient de bonne qualité; une ration de vin fut ajoutée à l'ordinaire des employés, et aucune autre précaution ne fut prise. On mangea du poisson frais et salé; on mangea de la salade ni plus ni moins qu'en tout autre temps. Si l'on savait tout le tort que ces arrêts si légèrement lancés et si moutonièrement suivis, causent à certaines industries, on serait plus réservé. On peut s'informer aux habitants de Dieppe et des autres ports qui vivent de pêche, ce qu'ils ont gagné pendant six mois. J'ai connu des commerçants qui ont fait de grosses pertes sur les salaisons qu'ils n'ont pu vendre, et des jardiniers fort malaisés par la défense d'user de salades et de fruits. Et cependant, qu'y avait-il de commun entre tout cela et le mal que l'on redoutait? Le choléra s'est montré dans une saison où il n'y avait ni fruits ni légumes, et il a disparu au moment où l'un et l'autre sont abondants.

C'était sans doute une fort innocente idée que de chercher son salut dans une ceinture de laine; mais si l'on veut en apprécier la valeur, on sera forcé d'avouer que le sort de la capitale ne dépose pas en sa faveur : chez nous, on en a fort peu usé, la troupe en était pourvue, un militaire sur trente-six a été atteint du choléra, et sur les habitants, un au plus sur cent. Il serait ridicule d'accuser en rien les ceintures de laine de ce résultat; mais je les crois parfaitement insignifiantes.

J'ajouterai que les derniers malades que j'ai reçus étaient des militaires, et qu'à Paris, la même observation a été faite. Le choléra avait cessé dans la ville, qu'il se montrait encore au sein des garnisons.

Je ne connais qu'un préservatif sur lequel on puisse compter : c'est d'avoir bien vécu jusques-là, et de continuer sans y rien changer.

Moyens curatifs.

Dès long-temps avant l'arrivée du fléau, on se le disputait ; on craignait de n'en pas avoir : il y eût même des accapareurs ; on eût dit d'une riche proie, d'une facile conquête qu'on se partageait à l'avance. Quand il fut venu et qu'on vit à quel ennemi on avait affaire, je n'oserais affirmer que l'empressement soit demeuré aussi vif.

Aujourd'hui, que la moisson est faite, le péril évanoui, les récompenses distribuées, qu'on me permette de dire ici ma pensée. On se souviendra peut-être que je n'ai pas attendu l'événement pour la mettre au jour. Rien n'égalait la confiance que beaucoup avaient dans leurs moyens ; comment d'ailleurs n'être pas rassuré ? n'avait-on pas pro-digué les désinfectants ? Une armée vigilante pro-tégeait nos destins, et nous possédions toutes les

assurances de la médecine physiologique, si fé-
conde, si puissante et parfois si expéditive, lorsqu'elle s'affranchit des lenteurs que n'ont cessé de
lui imposer les esprits graves d'Athènes, de Rome,
de Vienne et de Londres.

Dans ces moments de perturbation générale,
chacun, muni de sa lecture du matin, se croyait
plus savant, et n'était que plus alarmé ; le moindre
élève se crut appelé aux plus hauts destins ; on
parut oublier que de longues études pouvaient
seules donner la garantie d'utiles services ; la
science a été mise en commun ; les doctrines les
plus hasardées sont devenues des actes officiels ;
les esprits s'ingénièrent à trouver des remèdes
nouveaux contre un mal nouveau ; tout fut médecin, hors le médecin lui-même.

Je n'en finirais pas s'il me fallait énumérer la
série de remèdes que l'on disposait à l'avance.
L'un préparait des bains et des fumigations ; l'autre,
en lui souriant, méditait un punch au-dessus de
celui de Paris : ici, on entassait les sachets ; on
roulait les emplâtres ; on comptait les sangsues :
là, on rangeait artistement, dans des caisses,
des fioles merveilleuses, remplies de baumes ,
d'éthers, de camphre et de cajeput ; plus loin ,
on songeait aux grands moyens pour obtenir de

plus grands succès. On m'offrit des coussins, des lampes, des chaufferettes, des sudatoires, tous plus ingénieux les uns que les autres. Je trouvai partout d'excellentes intentions; j'en tins bien bon compte; je bornai mes prétentions à quelques bouteilles de bon vin pour les convalescents. Je l'avouerai, à ma honte, je n'avais rien préparé, et peut-être ai-je dû à cette négligence d'avoir passé pour heureux, si toutefois l'on peut être heureux avec le choléra.

Il m'a toujours semblé qu'il fallait voir son malade avant de lui rien ordonner, et qu'il était prudent de penser avant d'agir. Je crus que si la pharmacie, telle qu'elle était, ne suffisait pas à nos besoins, ce ne seraient pas les remèdes, mais la nature qui nous trahirait; aussi, je ne cherchai point de spécifiques; j'ai bientôt reconnu qu'une méthode unique n'était point applicable; qu'il fallait diversifier les méthodes, suivant les cas et suivant les périodes de la maladie.

L'incertitude qui régnait sur la valeur des moyens curatifs employés jusqu'à ce jour, le nombre et la variété des remèdes proposés, semblaient donner carrière à toutes les opinions et justifier toutes les tentatives.

On vit naître de singulières idées et répandre

d'étranges paradoxes ; on alla jusqu'à affirmer que, contre un pareil mal, tout traitement, quel qu'il fût, valait mieux que d'abandonner le malade à lui-même. Bisarre doctrine ! profond aveuglement ! Ils n'ont, ce me semble, jamais compris la nature ceux qui s'en défient à tel point ! Comme s'il suffisait de porter ses coups dans l'ombre et de tirer au hasard pour atteindre son ennemi.

Qu'ils se rassurent, dans le choléra même, la nature n'est pas toujours impuissante ; le meilleur moyen d'obtenir des triomphes est de l'étudier et de marcher avec elle. J'ai vu plus d'un malade revenir spontanément d'état fort alarmant, et j'en pourrais citer beaucoup à la fin desquels un traitement insensé n'a pas peu contribué.

Lorsqu'on fut à l'œuvre, les uns, découragés, jugèrent le mal au-dessus de tout remède; les autres, moins sincères, proclamèrent des succès qui firent douter de leur bonne foi.

La vérité n'est point dans ces extrêmes, et le choléra, comme tout autre mal, offre des succès et des revers. A l'Hôtel-Dieu, plus de la moitié des malades ont réchappé, et l'on sait d'ordinaire en quel état on nous les remettait. C'était ce qu'il y avait de plus dénué, de plus appauvri, qui nous arrivait, le plus souvent après avoir laissé écouler un temps précieux; trop heureux, lorsqu'on ne l'avait pas employé en tentatives contraires[1]! Si, malgré cette défaveur, les guérisons ont surpassé les pertes, on comprend ce qu'on aurait droit d'espérer dans des conditions plus favorables. La médecine ne vit point d'inspirations; toujours on se trouvera bien de ne point renier toute prudence pour se livrer en aveugle à des téméraires expérimentations.

Il serait d'une haute importance de connaître quel a été le résultat des diverses méthodes, et l'action des médications employées lors du choléra; mais comment faire un choix au milieu de la multiplicité des moyens et du nombre des cures attribuées à des agents si nombreux, et parfois si

---

[1] Sur 196 malades que je perdis dans mon service, 50 moururent avant ma première visite, et 50 avant la deuxième, lorsque j'adressai à M. le Maire quelques observations à ce sujet, témoignant le désir qu'on me les envoya plutôt et seulement dans ma circonscription. Il me répondit que je ne devais attribuer le nombre et l'état des cholériques qu'aux choix qu'ils faisaient eux-mêmes de l'Hôtel-Dieu pour y être traités. (Lettre du 26 avril.) J'ajouterai qu'en aucun temps, je ne vis ces malheureux plus confiants et plus pénétrés de reconnaissance.

opposés ? Qui n'a pas fait des merveilles, qui n'a pas n'a pas aussi des succès à offrir !

Il en doit être ainsi, car quel que soit le traitement qu'on emploie, tous les malades ne périront pas, et tous ne peuvent pas guérir : il en est de frappés sans ressources ; il en est qui feront des réputations à peu de frais. On peut avoir été maladroit en ne perdant que le tiers des malades et avoir fait au mieux en n'en sauvant qu'un quart. Cela dépend des localités et des individus sur lesquels on agira. Là où le choléra était mortel, en peu d'heures le médecin n'avait rien à prétendre ; là où il laissait plus de temps à la réflexion, les remèdes pouvaient être de quelqu'utilité.

Les pays de plaine, les bords de la Seine et des petites rivières ont généralement vu moins de malades foudroyés que les ports peuplés de marins et de familles très-misérables, et si l'on se rapelle quelle est la plus dangereuse des prédispositions, on reconnaîtra qu'il en devait être ainsi, et que le danger a paru encore moins dépendre des lieux que de la nature des habitants ; on comprend dès-lors, que, pour tirer d'utiles leçons de l'examen des tables de la mortalité, il faut se garder de rapprocher les localités qui ne se composent pas d'éléments semblables, sans quoi on serait exposé à de graves erreurs. Ce genre de preuve est sans réplique, et propre à décider plus d'une question, mais il est fort difficile à obtenir : pour y arriver, il ne faut comparer que des quantités parfaitement égales, ainsi, pendant le même temps, dans la même localité, sur des individus tirés des mêmes classes et atteints du même mal, examinez les résultats de deux méthodes différentes, vous saurez bientôt à quoi vous en tenir.

Pendant long-temps je me suis livré à cette sorte de recherches, et j'y ai puisé les motifs de profondes convictions ; le choléra m'en a fourni une nouvelle et bien précieuse occasion ; je n'ai eu garde de la laisser échapper.

Je souhaiterais bien vivement que dans d'autres villes des circonstances aussi favorables ayent permis de le faire avec le même soin et la même authenticité.

1814 et 1832.

Nil mirari, telle est la devise, et celui qui a pris l'habitude d'observer ce qu'il ne faut pas traduire par n'admirer rien (le philosophe admire sans cesse lorsqu'il contemple les œuvres de la nature); mais bien par les mots ne s'étonner de rien. Souvent je me suis demandé si cette tendance à voir partout du merveilleux ne prenait pas sa source autant dans l'amour-propre que dans l'ignorance. Le peuple est crédule aux miracles ; chez lui, il n'y a que de l'ignorance ; mais, n'y a-t-il pas quelque peu d'orgueil à se croire d'un siècle privilégié, venu au monde pour être témoin de choses étranges ? Et il me semble qu'il n'y a de là qu'un pas à se persuader que l'on a plus d'esprit, plus de capacité, et que l'on fait mieux que ceux qui nous ont précédé, et cela parce que l'on fait autrement.

Lorsqu'on se borne à vivre au jour le jour, lorsqu'on circonscrit ses études dans la sphère étroite de la durée d'une existence, on s'évite la peine de comparer ; l'amour-propre se met à l'aise, et l'on est tenté, comme Candide, de regarder comme le plus beau de tous les châteaux celui où l'on a été élevé.

Celui qui vit ainsi est-il témoin d'un phénomène rare dans la nature ? Il le croit nouveau et sans pareil ; une grande catastrophe frappe-t-elle ses regards ? il s'imagine que rien de semblable n'a jamais été vu ; s'il entend parler d'une épidémie, d'une maladie nouvelle, sa surprise ne connaît plus de bornes, parce qu'il regarde ces événements comme des exceptions faites pour lui peut-être, bien que les annales de la science et du monde lui en offrent de nombreux exemples.

En songeant à tout l'appareil qui a servi de cortége au choléra chez nous au 19e siècle, on peut se demander quelle a été la stupeur de nos malheureux pères et leur épouvante dans un temps d'épaisses ténèbres, lorsque, pour la première fois, ils ont été envahis par la petite-vérole et sa honteuse sœur; par la scarlatine, la rougeole, la miliaire et tant d'autres fruits de nos anciennes conquêtes?

Depuis que ces hôtes perfides ont chez nous pris droit de domicile, on s'en inquiète peu; ainsi serait, si le choléra venait à s'implanter chez nous, le monde n'en finirait pas plutôt.

Mais sans aller si loin, cherchons si, de nos jours, il ne s'est rien vu d'analogue à la circonstance qui nous occupe, et s'il y avait quelque lumière à tirer de l'examen des tables inflexibles de la mortalité [1].

Pendant quinze ans, le chiffre a varié d'une manière peu sensible; mais l'année 1824 doit surtout attirer nos regards.

Ce n'était pas sans motif qu'avant l'épidémie dernière je rappelais les souvenirs de cette épo-

[1] *Voyez* le tableau N° 5.

que ; car il existe bien des points de contact entre 1814 et 1832 [1].

En 1814, une révolution qui avait froissé bien des cœurs, compromis bien des existences, et comme toutes ses pareilles, ébranlé le crédit et troublé l'industrie. Aux conquêtes, aux chants de victoire, avaient succédé l'invasion étrangère et le typhus ; le typhus, de toutes les pertes la plus redoutable et la plus transmissible.

---

[1] Souvent je me suis demandé ce que nous serions devenus si la presse avait été plus discrète ; si, depuis six mois, elle n'avait pris soin de reproduire jusqu'à satiété, sous nos yeux, des listes de morts et de mourants ; si, enfin, elle n'avait contagionné nos esprits pour rendre nos corps plus sains. Il en eût été, je pense, comme du typhus en 1814. Cette contagion, plus redoutable que le choléra, fut apportée au milieu de nous. Nos braves, vaincus par le fer et la maladie, en portèrent le germe en cent endroits. Notre ville ne fut point épargnée : nos soldats malheureux furent reçus à l'arrivée et dirigés vers les asiles qui leur étaient ouverts. Là les attendaient, en silence, les médecins de ces établissements. Plus d'un confrère brigua le dangereux honneur de les seconder : ils le feraient encore aujourd'hui. Le péril était grand ; ils l'affrontèrent sans ostentation. Un d'eux y perdit la vie ; le temps a moissonné les autres : l'estime de leurs concitoyens fut leur seule récompense.

(Réflexions sur le choléra, 6 avril 1832.)

Cette épidémie, qui sillonna la France dans tous les sens, ne fut pas moins meurtrière que le choléra ; les résultats en font foi : 1814 comme 1832 compta beaucoup de morts. Le chiffre des hôpitaux fut moindre en 1832, il ne s'éleva qu'à 1,289 ; tandis qu'en 1814, il s'éleva jusqu'à 1,363. Chose remarquable : la mortalité fut la même dans la ville aux deux époques. Un fait aussi curieux que rassurant, et qui justifie parfaitement mes prévisions, c'est que les deux années qui ont suivi 1814 furent si peu chargées, que leur somme réunie à la première, ne surpasse point celle de trois autres années prises au hasard ; d'où il résulte que le typhus n'a fait que prendre un à-compte sur l'avenir, sans que la mort ait eu le droit d'étendre son empire. J'espère qu'il en sera de même après le choléra, et que les années 1833 et 1834 rétabliront l'équilibre. Déjà, pendant plusieurs mois, on a pu remarquer cette tendance, et les pompes funèbres ont, vers la fin de l'année, bien perdu de leur activité.

Résultats du Choléra.

Il est plus difficile qu'on ne pense de savoir combien de personnes ont été atteintes ou sont mortes du choléra, dans une province, ou même dans une ville, les relevés faits avec le plus de scrupule, se composant d'une foule de documents sur l'exactitude desquels il serait peu sûr de compter.

Si l'on ne peut rien affirmer de rigoureux pour la ville où l'on exerce, que sera-ce lorsqu'il s'agit d'un état voisin ou d'une autre hémisphère? Cela peut donner la mesure de la confiance que méritent les statistiques dressées touchant le choléra et d'autres maladies; ce que j'ai tenté en ce genre m'a convaincu de leur extrême difficulté, non moins que de leur peu d'utilité.

Heureusement, cet inconvénient est léger; ces soins ne pouvant pas être d'un grand secours à ceux qui ont péri, et assez indifférents à ceux qui ont survécu. Si j'étais chargé des statistiques en ce genre, je me bornerais à dire : En telle année le choléra régnant, il est mort en tel lieu tant d'individus, sauf à laisser chaque maladie réclamer la part qui lui appartiendrait. Cela serait plus véridique, épargnerait bien de la peine à leurs auteurs; à la presse, des gémissements superflus; et aux lecteurs, passablement d'ennui.

C'est donc pour me conformer à l'usage, plutôt que par l'importance que j'y attache, que je vais tâcher de fixer le nombre des cholériques qui peuvent avoir été vus dans la ville de Rouen.

Le nombre des décès surpassa, en 1832, de huit cents celui des années précédentes; en mettant cette augmentation sur le compte du choléra, et supposant la mortalité de moitié, on croira pouvoir affirmer, sans crainte, que notre ville n'en n'a pas vu moins de 1,600. C'est ainsi que se sont faites les statistiques à millions que nous possédons sur le choléra.

Un ouvrage récemment publié estime à 230,000 le nombre des cholériques de la France en 1832, et les décès à 95,000. Cette évaluation, uniquement basée sur les états dressés dans chaque préfecture, ne peut offrir qu'une approximation plus ou moins probable ; cette manière aisée de compter suffit à ceux qui pensent que rien n'est plus exact que les bulletins officiels. Il serait peu sûr d'en tirer aucune conclusion rigoureuse, et s'en contenter serait d'un naturel facile et assez accommodant.

Tâchons d'approcher un peu plus de la vérité. Les hôpitaux ont reçu 587 malades, parmi lesquels se trouvaient 87 militaires ou marins en dehors de notre population ; ce qui réduit à 500 ce qui a été frappé parmi les habitants de la ville.

Plus d'une erreur a sans doute été commise par les bureaux sanitaires qui ont dirigé les malades sur les hôpitaux temporaires ; et parmi ceux que j'ai traités, plus de 25 appartenaient à des circonscriptions étrangères à celle de notre cité. On voit que ce nombre de 500 surpasse de quelque chose le chiffre des cholériques qui nous appartiennent.

Ce serait faire une trop large part que d'admettre qu'un nombre égal a été soigné à domicile. La grande majorité était dans une extrême indigence, et cette majorité fut dirigée vers l'hôpital, son ordinaire refuge. Je crois qu'en estimant à la moitié de la somme totale dont nous avons présenté le tableau, ce qui peut avoir régné dans la ville, nous serons le plus près possible de ce qui a été, et que, tout compris, indigènes, étrangers, militaires et marins, on ne peut en porter le maximum au-delà de huit à neuf cents.

On remarquera peut-être que cela ne suffit pas pour justifier des 800 décès de 1832 ; car 900 cholériques supposent au plus 600 morts ; le surplus est dû aux affections concomitantes. J'ai déjà noté que, pendant les quatre premiers mois de l'épidémie, il régna concurremment un grand nombre de fièvres bilieuses, catarrhales, éruptives : l'hôpital en fut surchargé. Il en a été de même dans les quartiers les plus maltraités. Cette remarque a été faite ailleurs. Partout où le choléra s'est développé avec quelqu'intensité, des fièvres graves ont régné concurremment. Auraient-elles existé sans cela ? Je n'en sais rien ; je ne le présume pas : mais ce qu'il y a de positif, c'est qu'elles ne pouvaient être confondues avec, et qu'elles n'offraient ni le même caractère, ni le même danger.

C'est là une des causes qui ont fait singulièrement grossir en tous lieux les listes du choléra ; tout ce qui survenait en même-temps passant pour tel. Si nos calculs sont exacts, et que les choses se soient passées ailleurs comme chez nous, on peut hardiment douter d'un bon tiers de la part que l'on a fait à cette maladie.

Je suis également convaincu que le choléra est plus meurtrier qu'on ne le croit communément. La difficulté d'obtenir des relevés précis sur une matière aussi variable, la réunion de bien des éléments différents a fait généralement admettre que la moitié, ou même les deux tiers, en réchappaient. D'après ce que j'ai vu, d'après ce qui s'est passé dans beaucoup de localités, je suis porté à penser que, dans le cas de choléra vrai et bien caractérisé, les soins les mieux administrés ne peuvent pas toujours répondre d'un tiers des malades.

Nous oublions si promptement ce qui nous à le plus vivement frappés, que dans quelques années on croira à peine à la rumeur sans pareille excitée par le choléra. Déjà ce qui le regarde est assez indifférent; les descriptions particulières pleuvent de toutes parts, et chacun s'empresse à grossir la liste des ouvrages où pourra puiser le médecin. C'est là ce qui m'a déterminé à ne traiter ici que la partie historique de l'épidémie. Tout lecteur qui m'aura compris sait quels sont les meilleurs préservatifs à employer; s'il ne se juge pas suffisamment instruit, qu'il me relise, de plus longs détails ne lui en apprendraient pas d'avantage : quant à ce qui concerne l'art dans son application, cela trouvera plus naturellement sa place dans mes leçons de clinique; si cependant quelque nouvelle alarme en faisait sentir le besoin, si mes recherches sur les signes et le traitement de la maladie étaient jugés de quelqu'utilité, je ne les ferais pas attendre.

(No 1er.)

Cholériques traités dans les Hôpitaux.

MOIS.	HOTEL-DIEU. Médecine		Chirurgie		HOSPICE GÉNÉRAL.		SAINT-YON (1).		TOTAL.	
	Entrés.	Morts.	Entrés.	Morts.	Entrés.	Morts.	Entrés.	Morts.	Entrés.	Morts.
Avril	56	30	»	»	76	53	30	25	162	108
Mai	112	57	»	»	41	25	3	»	156	82
Juin.	55	28	»	»	»	»	»	»	55	28
Juillet	48	17	1	1	»	»	»	»	49	18
Août	37	14	»	»	»	»	»	»	37	14
Septembre.	26	16	»	»	»	»	»	»	26	16
Octobre. . .	9	3	»	»	»	»	»	»	9	3
Novembre.	2	2	»	»	»	»	»	»	2	2
Décembre.	1	»	»	»	»	»	»	»	1	»
Civils.	346	167	1	1	117	78	33	25	497	271
Militaires..	35	13	»	»	21	4	1	»	57	17
Marins. . . .	27	16	»	»	»	»	1	»	28	16
TOTAL.	408	196	1	1	138	82	35	25	582	304

¹ Le nombre des malades admis à St.-Yon fut de 40, mais 5 étant sortis peu après leur entrée, sans attendre le résultat du traitement, n'ont pu être comptés ici ; ils sont cause des légères variations que présentent les autres tableaux.

(N° 2.)

Professions des Cholériques.

	Total.	Morts.
HOMMES.		
Bateliers...	3	2
Teinturiers.......................................	20	12
Journaliers, Terrassiers, Charretiers, Brouettiers..	75	42
Tonneliers, Menuisiers, Charpentiers, Scieurs de long..	10	6
Plâtriers, Manœuvres, Batteurs de ciment........	11	6
Cordonniers, Graveurs, Garçons brossiers, etc....	13	8
Fileurs, Rattacheurs, Badestamiers..............	35	16
Tisserands......................................	14	6
Peintres..	2	»
Douanier, Tambour..............................	2	2
Imprimeurs en indienne..........................	2	1
Matelassier.....................................	1	1
Fumiste..	1	»
Voyageurs, M^{ds} ambulants sans état, Enfants, Mendiants.......................................	31	18
FEMMES.		
Blanchisseuses, Repasseuses.....................	10	8
Trameuses, Eplucheuses, Rattacheuses, Fileuses, Couturières..................................	183	101
Chiffonnières, Cantinières, M^{des} de poisson, fruits, légumes...................................	17	8
Journalières....................................	31	16
Toilières.......................................	8	4
Domestiques....................................	7	2
Sage-Femme....................................	1	1
Filles publiques.................................	4	1
Voyageuses, Mendiantes sans état, Enfants.......	21	10
	502	271
Militaires......................................	57	17
Marins...	28	16
	587	304

(N° 3.)

Cholériques suivant les âges [1].

De 1 à 10 ans 14....dont.... 6 Femmes.
    10 à 20.... 51.............23
    20 à 30.... 66.............47
    30 à 40.... 66.............35
    40 à 50.... 98.............60
    50 à 60.... 78.............41
    60 à 70.... 87.............44
    70 à 80.... 39.............23
    80 à 90.... 3............. 3

        Malades 502....dont.....182 Femmes.

Morts suivant les âges.

De 1 à 10 ans 7 morts, dont 4 Femmes.
    10 à 20.... 21.............12
    20 à 30.... 24.............16
    30 à 40.... 34.............20
    40 à 50.... 49.............33
    50 à 60.... 51.............24
    60 à 70.... 46.............24
    70 à 80.... 36.............21
    80 à 90.... 3............. 3

        271 morts, dont 157 Femmes.

[1] Les militaires et les marins ne sont point compris dans ce tableau.

(N° 4.)

Durée de séjour des Cholériques.

GUÉRIS.		MORTS.	
Le 1ᵉʳ jour	»	Le 1ᵉʳ jour	151
2ᵉ	»	2ᵉ	52
3ᵉ	»	3ᵉ	27
4ᵉ	4	4ᵉ	19
5ᵉ	10	5ᵉ	19
6ᵉ	10	6ᵉ	7
7ᵉ	7	7ᵉ	7
8ᵉ	9	8ᵉ	5
9ᵉ	15	9ᵉ	6
10ᵉ	13	10ᵉ	1
11ᵉ	14	11ᵉ	1
12ᵉ	8	12ᵉ	2
13ᵉ	9	13ᵉ	2
14ᵉ	15	14ᵉ	2
15ᵉ	4	15ᵉ	»
16ᵉ	11	16ᵉ	1
17ᵉ	8	17ᵉ	1
18ᵉ	10	18ᵉ	1
19ᵉ	8		
20ᵉ	16		304
21ᵉ	2		
22ᵉ	5		
23ᵉ	3		
24ᵉ	7		
25ᵉ	8		
26ᵉ	5		
27ᵉ	2		
28ᵉ	4		
29ᵉ	4		
du 30 au 116ᵉ	67		
	278		

(N° 5.)

Décès dans la ville de Rouën, depuis 1813 jusqu'en 1832.

ANNÉES.	VILLE.	HÔPITAUX.	TOTAL.
1814...	2,555	1,363	3,918
1815...	1,593	737	2,330
1816...	1,718	824	2,542
1817...	2,012	1,014	3,026
1818...	1,968	1,026	2,994
1819...	2,070	958	3,028
1820...	1,877	950	2,807
1821...	2,191	919	2,310
1822...	2,153	884	3,037
1823...	2,093	871	2,964
1824...	2,096	819	2,915
1825...	2,090	883	2,975
1826...	1,922	960	2,882
1827...	1,966	907	2,873
1828...	1,868	874	2,742
1829...	2,085	983	3,068
1830...	1,859	993	2,852
1831...	2,000	1,042	3,042
1832...	2,553	1,289	3,842

(N° 6.)

Mortalité de l'Hôtel-Dieu et de l'Hospice-Général, pendant les années 1825 à 1833.

ANNÉES.	HÔTEL-DIEU.	HOSPICE-GÉNÉRAL.	TOTAL.
1821...	622	297	919
1822...	549	255	884
1823...	556	313	871
1824...	531	288	819
1825...	546	337	883
1826...	589	371	960
1827...	449	408	857
1828...	510	364	874
1829...	546	437	983
1830...	548	445	993
1831...	531	511	1,042
1832...	689	600	1,289

Décès des Paroisses pendant six ans [1].

PAROISSES.	1827.	1828.	1829.	1830.	1831.	1832.
St.-Maclou....	491	395	404	413	344	617
St.-Sever......	223	212	214	182	247	367
Notre-Dame...	206	216	220	202	195	254
St.-Vivien.....	199	177	212	194	185	247
Ste-Madeleine.	88	90	132	97	142	133
St.-Ouen......	144	112	143	102	102	123
St.-Patrice....	97	91	103	88	123	122
St.-Godard....	71	92	101	88	92	96
St.-Romain....	66	67	83	88	89	85
St.-Paul......	65	65	59	51	65	81
St.-Nicaise....	73	78	88	77	82	73
St.-Vincent...	64	60	87	76	83	73
St.-Hilaire....	52	67	63	61	59	71
St.-Gervais....	47	57	50	64	74	51
Protestants....	23	20	29	13	14	5
	1,879	1,809	1,998	1,796	1,896	2,398

[1] On pourra remarquer que le chiffre de chacune des
années est inférieur à celui de la ville sur le tableau N° 5,
même en y ajoutant les hôpitaux. Cette différence provient
des décès de Saint-Yon, Bicêtre; des morts accidentelles,
des exécutions et autres, qui ne sont point portés à l'église.

Les hauteurs barométriques sont évaluées en millimètres et dixièmes de millimètres, et réduites à la température de o.

Les hauteurs thermométriques sont prises sur le thermomètre de Réaumur; la première colonne donne le maximum, la seconde le minimum du jour.

Jours.	Dates.	Entrés.	Morts.	Baromètre.	Therm. max.	Therm. mini.	ÉTAT DU CIEL.	Vents.	Lune.
				m	°	°			
Dim.	1	»	»	755,1	11,4	2,	Ciel pur........................	O.	N. L.
Lundi	2	»	»	764,6	15,8	2,	Quelques nuages................	S.-O.	
Mardi	3	»	»	770,8	17,	4,	Ciel pur........................	E.	
Merc.	4	»	»	773,3	17,2	5,6	*idem*........................	E.	
Jeudi.	5	»	»	773,1	16,2	5,8	*idem*........................	N.-E.	
Vend.	6	»	»	766,6	12,	6,	Couvert par instant.............	E.	
Sam.	7	»	»	763,0	12,8	3,	Ciel pur........................	E.	
Dim.	8	3	3	760,6	12,	3,2	*idem*........................	E.	P. Q.
Lundi	9	»	»	761,3	14,	4,2	*idem*........................	E.	
Mardi	10	1	1	760,0	12,2	3,2	*idem*........................	E.	
Merc.	11	1	»	758,7	11,	1,8	*idem*........................	E.	
Jeudi.	12	3	1	755,4	9,6	2,	*idem*........................	S.-E.	
Vend.	13	5	3	758,6	10,2	2,8	Couvert........................	S.	
Sam.	14	7	5	762,1	12,	3,8	Quelques nuages................	S.-E.	
Dim.	15	8	5	762,0	10,6	2,2	Couvert par instants............	S.-E.	P. L.
Lundi	16	7	3	761,0	11,	3,	Quelques nuages................	S.	
Mardi	17	14	9	759,0	12,	5,8	Pluie..........................	S.-O.	
Merc.	18	20	12	752,9	10,2	5,	Grande pluie...................	S.-O.	
Jeudi.	19	14	8	755,6	9,6	5,2	Très-couvert; très-humide; forte grêle à midi.	O. rapᵉ	
Vend.	20	12	11	757,6	10,6	2,2	Pluie vers le soir...............	S.-O.	
Sam.	21	7	4	764,8	10,6	3,2	Nuageux.......................	N.-O.	
PAQUES Dim.	22	19	8	764,6	11,6	1,6	Ciel pur.......................	S.-E.	
Lundi	23	7	3	754,3	13,6	5,8	Quelques nuages................	S.-O.	D. Q.
Mardi	24	14	9	752,2	12,8	6,4	*idem*........................	S.-O.	
Merc.	25	10	8	757,0	9,6	6,6	Couvert........................	N. rapᵉ	
Jeudi.	26	10	7	757,3	8,4	3,	Grande pluie vers le soir.........	N.-O.	
Vend.	27	11	9	754,6	8,2	5,	Couvert........................	N.-E.	
Sam.	28	11	6	751,3	10,	2,2	Pluie dans le courant de l'après-midi.	S.-E.	
Dim.	29	7	2	742,0	10,6	4,	Pluie abondante................	S.-E.	
Lundi	30	9	3	745,4	10,2	4,	Pluie le matin..................	N.-O.	N. L.
		200	120						

MAI.

Jours.	Dates.	Entrés	Morts.	Baromètre.	Therm. max.	Therm. mini.	ÉTAT DU CIEL.	Vents.	Lune.
				m	°	°			
Mardi	1	8	6	746,1	10,4	6,	Pluie continue....................	S.	
Merc.	2	5	2	747,5	10,8	5,2	Couvert......................	O.	
Jeudi.	3	7	3	749,1	11,6	6,	*idem*........................	S.-O.	
Vend.	4	4	4	756,1	12,6	6,	*idem*........................	S.-O.	
Sam.	5	6	4	764,1	12,2	5,4	Quelques nuages................	D. cour.	
Dim.	6	9	4	762,9	16,6	8,	Ciel pur.....................	O.	
Lundi	7	10	4	757,0	18,8	11,	Pluie et tonnerre..............	S.-O.	P. Q.
Mardi	8	12	5	760,5	15,6	10,4	Quelques nuages................	O.	
Merc.	9	13	8	764,5	10,	6,	Ciel pur.....................	N.-E.	
Jeudi.	10	12	7	768,2	8,2	4,	Couvert.....................	N.	
Vend.	11	7	5	765,8	11,2	4,	*idem*.......................	N.-E.	
Sam.	12	5	4	758,2	8,2	4,2	Quelques nuages................	N.-E.	
Dim.	13	7	5	753,4	8,2	1,2	Pluie vers le soir.............	N.-O.	
Lundi	14	6	2	754,8	9,	2,	Quelques nuages................	N.-O.	P. L.
Mardi	15	12	4	753,2	9,8	2,	*idem*........................	S.-E.	
Merc.	16	1	1	752,8	9,	3,	Pluie........................	S.-E.	
Jeudi.	17	6	5	755,5	7,	6,	*idem*........................	N.-O.	
Vend.	18	4	1	760,8	9,6	5,6	*idem* vers le soir.............	N.-O.	
Sam.	19	2	»	765,3	12,8	3,	Ciel pur.....................	N.-E.	
Dim.	20	»	»	762,0	15,	6,8	Quelques nuages................	O.	
Lundi	21	5	3	764,7	13,2	11,	Couvert.....................	N.-E.	
Mardi	22	1	»	766,1	15,	9,	Quelques nuages................	N.-O.	D. Q.
Merc.	23	2	1	766,3	15,	10,	*idem*........................	N.-O.	
Jeudi	24	2	2	766,7	17,	7,	Ciel pur.....................	N.	
Vend.	25	5	3	763,9	17,2	9,	Quelques nuages................	N.	
Sam.	26	7	1	759,2	15,4	7,	*idem*........................	N.	
Dim.	27	»	»	759,1	13,8	7,	*idem*........................	N.-E.	
Lundi	28	3	1	757,4	15,	5,	Ciel pur.....................	D. cour.	
Mardi	29	2	1	756,0	17,	6,2	*idem*........................	E.	
Merc.	30	1	»	756,2	17,4	7,	Quelques nuages................	O.	N. L.
Jeudi.	31	1	1	748,7	11,6	7,	Grande pluie pendant tout le jour...	S.	
		165	87						

JUIN.

Jours.	Dates.	Entrés.	Morts.	Baro-mètre.	Therm. max.	mini.	ÉTAT DU CIEL.	Vents.	Lune.
				m	o	o			
Vend.	1	»	»	755,6	14,6	8,4	Quelques nuages.................	N.-O.	
Sam.	2	1	1	754,4	13,6	6,2	Ciel pur......................	N.-E.	
Dim.	3	»	»	750,9	12,6	9,	Couvert....................	N.	
Lundi	4	»	»	747,3	14,4	10,	Pluie......................	S.-O.	
Mardi	5	»	»	748,6	15,6	8,8	*idem*....................	S.	P. Q.
Merc.	6	1	»	747,0	14,4	8,6	Couvert	S.-O.	
Jeudi.	7	2	2	750,9	14,8	9,	*idem*....................	O.	
Vend.	8	2	»	754,6	16,2	9,4	Pluie....................	O.	
Sam.	9	2	1	757,0	15,4	10,6	*idem* très forte.............	S.-O.	
Pente. Dim.	10	2	2	758,1	14,6	10,4	Couvert....................	O.	
Lundi	11	1	»	752,6	19,	10,2	Quelques nuages.............	S.-O.	
Mardi	12	3	2	747,9	16,6	12,4	Couvert. A 3 h. 1/2 après-midi orage.	O.	
Merc.	13	4	1	748,6	16,2	13,2	Pluie....................	S.-O.	P. L.
Jeudi.	14	2	1	755,5	14,6	11,2	Couvert	O.	
Vend.	15	1	1	760,9	14,2	10,	Ciel pur....................	O.	
Sam.	16	3	2	763,0	16,	8,	*idem*....................	N.	
Dim.	17	3	»	762,5	15,	9,	Quelques nuages.............	N.-O.	
Lundi	18	1	»	762,9	16,8	8,	Orage. A 3 heures grande pluie.....	N.-O.	
Mardi	19	2	2	761,2	16,8	12,	Couvert par instant.............	S.-O.	
Merc.	20	1,	»	759,7	16,4	12,	Ciel pur....................	N.-O.	
Jeudi.	21	4	3	757,7	14,8	11,	A 3 heures pluie d'orage...........	N.-O.	D. Q.
Vend.	22	1	1	752,0	14,6	10,6	Pluie continue...............	N.-O.	
Sam.	23	3	1	758,4	14,4	11,2	Couvert. Pluie à 7 heures du soir...	N.-O.	
Dim.	24	8	6	762,1	13,8	9,	Quelques nuages...............	N.O.rap	
Lundi	25	4	1	762,9	14,4	9,4	*idem*....................	N.O.rap	
Mardi	26	2	»	762,9	15,2	10,2	*idem*....................	N.	
Merc.	27	3	1	765,8	16,	8,	Ciel pur....................	N.-E.	
Jeudi.	28	1	1	768,7	16,2	8,	*idem*....................	N.-E.	N. L.
Vend.	29	2	1	767,7	19,	8,6	*idem*....................	N.-E.	
Sam.	30	4	1	767,7	18,6	10,4	*idem*....................	N.-E.	
		63	31						

JUILLET.

Jours.	Dates.	Entrés	Morts.	Baro-mètre.	Therm. max.	Therm. mini.	État du ciel.	Vents.	Lune.
				m	°	°			
Dim.	1	2	1	761,0	18,4	8,6	Ciel pur......................	N.-E.	
Lundi	2	1	1	763,4	15,4	9,	Couvert......................	N.	
mardi	3	5	1	761,8	18,6	8,4	Ciel pur,.....................	E.	
Merc.	4	1	»	759,2	19,	10,2	Quelques nuages..............	S.-O.	P. L.
Jeudi.	5	»	»	760,2	18,6	11,4	*idem*.....................	O.	
Vend.	6	1	1	758,1	19,	9,	*idem*, pluie le soir..........	S.-O.	
Sam.	7	1	1	756,7	18,2	10,2	Pluie........................	D. cour.	
Dim.	8	4	2	759,2	18,6	9,8	Couvert......................	O.	
Lundi	9	»	»	759,6	18,6	9,4	Quelques nuages..............	N.-O.	
Mardi	10	2	1	758,1	20,2	13,6	Ciel pur.....................	N.-O.	
Merc.	11	1	1	757,2	18,8	13,8	Pluie à 9 h., ciel pur le restant du jour.	S.-O.	
Jeudi.	12	3	1	755,0	22,	13,	Couvert......................	S.-O.	P. L.
Vend.	13	»	»	756,6	20,4	15,2	*idem*......................	S.-O.	
Sam.	14	2	»	759,9	25,2	15,8	Ciel pur.....................	S.-O.	
Dim.	15	»	»	768,9	18,6	13,	*idem*......................	N.-E.	
Lundi	16	2	»	767,7	15,	10,	*idem*......................	N.-O.	
Mardi	17	1	»	764,4	20,	12,	*idem*......................	N.-O.	
Merc.	18	4	2	761,7	15,4	12,	Quelques nuages..............	N.-O.	
Jeudi.	19	7	4	763,0	14,4	8,	*idem*......................	N.	
Vend.	20	2	»	765,2	14,4	5,4	Couvert......................	N.-E.	D. Q.
Sam.	21	3	»	761,6	13,	6,	*idem*......................	S.-E.	
Dim.	22	3	2	762,1	16,2	10,	*idem*......................	E.	
Lundi	23	1	»	763,7	14,4	8,4	*idem*......................	N.-E.	
Mardi	24	3	»	764,5	13.	8,	Quelques nuages..............	N.	
Merc.	25	1	»	765,2	15,4	8,4	Couvert. A 5 h. 1/2 du m. fort brouil.	N.-O.	
Jeudi.	26	6	1	762,4	15,6	11,6	Ciel pur.....................	N.	
Vend.	27	1	»	761,9	15,	9,6	Couvert......................	E.	N. L.
Sam.	28	1	1	764,5	13,6	8,6	Quelques nuages..............	N.-E.	
Dim.	29	»	»	766,5	16.	7,2	Couvert......................	N.-E.	
Lundi	30	1	»	766,8	18,2	13,4	Ciel pur.....................	E.	
Mardi	31	»	»	764,2	18,	12,	Quelques nuages..............	S.	
		59	20						

AOUT.

Jours.	Dates.	Entrés.	Morts.	Baro-mètre.	Therm. max.	Therm. mini.	ÉTAT DU CIEL.	Vents.	Lune.
				m	o	o			
Merc.	1	»	»	764,0	18,	10,	Quelques nuages..............	S.	
Jeudi.	2	1	»	756,0	21,6	11,	À 3 h. orage, pluie, tonnerre et éclairs.	S.-O.	
Vend.	3	2	»	758,5	17,8	14,	Couvert.......................	O.	P. Q.
Sam.	4	»	»	762,1	14,	10,4	*idem*......................	O.	
Dim.	5	2	2	759,5	14,	10,	Couvert. Pluie vers le soir........	O.	
Lundi	6	1	1	758,8	15,4	11,	Très-nuageux...................	N.-O.	
Mardi	7	1	»	760,0	18,	11,6	Quelques nuages..............	O.	
Merc.	8	1	»	760,3	18,2	10,	Ciel pur.....................	E.	
Jeudi.	9	2	»	760,0	21,4	12,	Couvert.....................	S.-O.	
Vend.	10	»	»	763,5	19,6	12,	Quelques nuages..............	N.-O.	
Sam.	11	»	»	767,2	19,2	12,2	Ciel pur.....................	O.	P. L.
Dim.	12	2	»	764,6	18,6	12,	Quelques nuages..............	O.	
Lundi	13	1	»	756,1	16,4	11,	Couvert.....................	O.	
Mardi	14	1	»	756,6	18,6	13,2	Quelques nuages..............	S.-O.	
Merc.	15	1	1	756,5	15,	13,	Pluie orage et tonnerre...........	S.-O.	
Jeudi.	16	2	2	761,7	16,4	11,4	Couvert.....................	S.-O.	
Vend.	17	1	1	763,4	15,6	9,6	Quelques nuages..............	N.-O.	
Sam.	18	»	»	759,3	17,2	9,	Couvert.....................	O.	
Dim.	19	3	1	758,1	14,6	12,6	Couvert, pluie le soir............	S.-O.	D. Q.
Lundi	20	1	1	761,8	17,	9,2	Couvert.....................	N.-O.	
Mardi	21	1	»	757,0	17,6	13,6	*idem*......................	S.-O.	
Merc.	22	»	»	754,4	15,4	12,4	*idem*......................	S.-O.	
Jeudi.	23	4	2	759,3	15,2	8,6	*idem*......................	S.-O.	
Vend.	24	2	2	762,3	15,6	8,4	Quelques nuages..............	N.-O.	
Sam.	25	1	»	757,0	14,6	9,6	Couvert, orage, pluie et tonnerre..	S.-O.	N. L.
Dim.	26	2	1	753,3	15,6	8,4	Couvert.....................	S.-O.	
Lundi	27	»	»	755,9	14,2	8,	Quelques nuages..............	S.-O.	
Mardi	28	2	»	741,4	12,6	8,2	Pluie......................	O.	
Merc.	29	3	»	747,0	10,6	8,4	*idem*......................	O.	
Jeudi.	30	5	2	751,9	11,6	10,	*idem*......................	S.-O.	
Vend.	31	1	»	754,3	12,6	10,	Couvert.....................	O.	
		43	16						

SEPTEMBRE.

Jours.	Dates.	Entrés.	Morts.	Baro-mètre.	Therm. max.	mini.	ÉTAT DU CIEL.	Vents.	Lune.
				m	o	o			
Sam.	1	»	»	752,2	13,2	9,2	Quelques nuages................	O.	
Dim.	2	1	1	760,2	13,8	9,	*idem*.....................	O.	P. Q.
Lundi	3	1	1	765,1	14,	7,	Couvert. Brouillard.............	N.	
Mardi	4	4	2	764,1	13,4	5,6	Ciel pur.....................	O.	
Merc.	5	1	1	760,3	13,6	6,4	*idem*.....................	E.	
Jeudi.	6	1	»	756,7	14,6	8,4	Couvert.....................	E.	
Vend.	7	1	»	753,6	15,6	8,2	Quelques nuages...............	O.	
Sam.	8	2	1	759,9	12,6	10,	Couvert. Pluie le soir............	S.-O.	
Dim.	9	2	»	760,3	14,6	9,4	Couvert.....................	S.-O.	
Lundi	10	1	1	756,7	13,	9,2	*idem*. Pluie le soir.............	S.-O.	P. L.
Mardi	11	1	1	763,9	14,	8,	Pluie le matin. Couvert...........	N.-O.	
Merc.	12	2	1	767,4	14,8	6,8	Nuageux.....................	O.	
Jeudi.	13	»	»	763,3	15,	5,4	Ciel pur.....................	O.	
Vend.	14	4	4	758,3	14,	9,8	Pluie le matin. Couvert..........	O. rape	
Sam.	15	1	1	758,9	13,	8,	Nuageux.....................	N.-O.	
Dim.	16	1	»	766,1	10,	5,	Quelques nuages. Léger brouillard..	N.	
Lundi	17	»	»	766,8	12,	8,	Couvert.....................	N.-O.	D. Q.
Mardi	18	»	»	761,2	11,	5,	Léger brouillard. Ciel pur.........	E.	
Merc.	19	4	2	765,9	11,4	5,	Quelques nuages...............	N.	
Jeudi	20	3	2	771,7	12,	3,2	Ciel pur.....................	E.	
Vend.	21	2	2	772,0	10,	3,2	*idem*.....................	N.	
Sam.	22	1	»	768,9	14,	7,8	*idem* vers le soir..............	E. rape	
Dim.	23	»	»	767,1	14,6	7,	*idem*.....................	E.	
Lundi	24	»	»	769,2	15,	5,	*idem*.....................	E.	N. L.
Mardi	25	1	1	768,9	16,	6,	*idem*. Brouillard..............	E.	
Merc.	26	»	»	766,7	15,4	6,	*idem*. *idem*................	N.-E.	
Jeudi.	27	»	»	762,4	15,4	5,6	*idem*.....................	E.	
Vend.	28	»	»	761,4	14,6	5,4	Quelques nuages...............	S.-O.	
Sam.	29	»	»	760,3	10,6	5,	Ciel pur.....................	S.-O.	
Dim.	30	1	1	761,4	17,	6,	Couvert.....................	S.-O.	
		35	22						

OCTOBRE.

Jours.	Dates.	Entrés.	Morts.	Baromètre.	Therm. max.	Therm. mini.	ÉTAT DU CIEL.	Vents.	Lune.
				m	°	°			
Lundi	1	»	»	768,3	16,4	9,	Couvert. Pluie pendant la nuit	S.-O.	P. Q.
mardi	2	»	»	753,8	15,2	10,2	Couvert	S.-O.	
Merc.	3	1	»	758,9	14,	8,6	idem, pluie la nuit	S.-O.	
Jeudi.	4	»	»	755,7	16,	8,	idem	O.	
Vend.	5	»	»	749,5	15,3	11,	idem	S.-O.	
Sam.	6	1	»	748,7	14,	8,2	Nuageux	O.	
Dim.	7	2	»	753,9	14,	5,5	idem	S.-O.	
Lundi	8	1	»	752,1	12,	9,	idem	S.-O.	
Mardi	9	2	1	757,9	10,	5,4	Beau. Pluie pendant la nuit	N.-O.	P. L.
Merc.	10	»	»	763,9	14,4	7,	Brouillard. Couvert	O.	
Jeudi.	11	»	»	766,2	14,4	11,2	Couvert	O.	
Vend.	12	»	»	763,3	15,2	9,	Quelques nuages	N.-O.	
Sam.	13	1	1	760,3	13,6	8,6	Pluie le matin	NN-O	
Dim.	14	1	1	766,2	10,	4,	Ciel pur	N.	
Lundi	15	»	»	766,4	10,4	6,	idem	N.	
Mardi	16	»	»	767,5	11,4	5,	Couvert	O.	D. Q.
Merc.	17	»	»	767,7	11,	4,2	Ciel pur	N.	
Jeudi.	18	1	»	767,7	12,	4,4	idem	N.	
Vend.	19	1	»	765,0	9,	5,2	Pluie	S.	
Sam.	20	»	»	766,2	10,2	6,8	Nuageux	N.-O.	
Dim.	21	»	»	766,8	8,4	4,2	Quelques nuages	E S-E	
Lundi	22	»	»	765,3	7,6	2,	Ciel pur	S.-E.	
Mardi	23	1	1	766,1	8,4	1,8	idem	E.	N. L.
Merc.	24	»	»	766,0	6,	3,	Quelques nuages	S.-E.	
Jeudi.	25	»	»	768,1	7,	0,2	Ciel pur	E.	
Vend.	26	»	»	769,1	5,4	1,2	Brouillard épais, le soir pluie	O.	
Sam.	27	»	»	769,1	7,	1,8	Brouillard épais le soir	N.-O.	
Dim.	28	»	»	767,5	5,4	3,6	Brouillard épais, pluie le soir	O.	
Lundi	29	»	»	762,4	8,	4,0	Pluie et brouillard	O.	
Mardi	30	»	»	765,3	8,	7,8	Couvert	N.-O.	
Merc.	31	»	»	764,6	11,8	5,	Quelques nuages	N.-O.	P. Q.
		12	4						

NOVEMBRE.

Jours.	Dates.	Entrés.	Morts.	Baromètre.	Therm. max.	Therm. mini.	ÉTAT DU CIEL.	Vents.	Lune.
Touss. Jeudi.	1	1	»	764,9	10,2	8,	Pluie............	O,	
Vend.	2	1	1	764,4	10,4	9,	*idem*............	N.-O.	
Sam.	3	»	»	763,8	14,	10,	Couvert, le soir grande pluie......	N.	
Dim.	4	1	»	751,9	10,	8,	*idem*. Pluie le soir............	N.	
Lundi	5	2	»	748,1	6,8	4,	Couvert............	N.-E.	
Mardi	6	»	»	761,8	4,8	0,2	Ciel pur............	N.-E.	
Merc.	7	»	»	765,7	3,	0,4	*idem*............	E.	
Jeudi.	8	»	»	760,1	2,8	1,	Couvert............	O.	P. L.
Vend.	9	»	»	759,2	4,8	1,4	Très-couvert. Pluie le soir........	S-Orap.	
Sam.	10	»	»	752,7	7,2	3,4	Pluie continue............	S. rap.	
Dim.	11	1	»	752,5	9,4	4,2	Pluie............	O.	
Lundi	12	»	»	753,5	7,6	2,	*idem*............	O.	
Mardi	13	»	»	755,3	5,8	2,6	*idem*............	E.	
Merc.	14	»	»	756,7	4,6	2,8	*idem*............	O.	
Jeudi.	15	»	»	756,2	5,2	3,	*idem*............	S.-O.	D. Q.
Vend.	16	»	»	766,0	6,4	4,8	*idem*............	O.	
Sam.	17	»	»	767,6	5,	3,6	Couvert............	E.	
Dim.	18	1	1	764,5	4,2	3,8	*idem*............	E.	
Lundi	19	1	1	758,2	5,	3,6	Couvert le matin, beau le soir.....	E.	
Mardi	20	»	»	758,9	5,4	3,	Brumeux le matin, beau ensuite....	E.	
Merc.	21	»	»	749,3	7,6	3,4	Nuageux............	S.-E.	
Jeudi	22	»	»	752,3	5,2	3,	Ciel pur............	S.	N. L.
Vend.	23	»	»	760,1	9,4	2,	Quelques nuages............	S.-O.	
Sam.	24	»	»	762,1	8,	5,4	Couvert............	S.-O.	
Dim.	25	»	»	759.6	6,	4,8	*idem*............	S.-O.	
Lundi	26	»	»	750,5	8,	3,6	Pluie............	S.-O.	
Mardi	27	»	»	753,5	5,6	1,6	Couvert............	S.-O.	
Merc.	28	»	»	757,9	5,4	4,	Pluie............	O.	
Jeudi.	29	»	»	754,2	8,2	4,	*idem*............	O.	
Vend.	30	»	»	759,1	7,	3,2	Couvert. Pluie le soir............	O.	P. Q.
		8	3						

DÉCEMBRE.

Jours.	Dates.	Entrés.	Morts.	Baro-mètre.	Therm. max.	Therm. mini.	ÉTAT DU CIEL.	Vents.	Lune.
				m	o	o			
Sam.	1	1	»	760,4	10,	8,	Pluie..........................	O.	
Dim.	2	»	»	757,1	10,8	9,	*idem*........................	O.	
Lundi	3	»	»	749,6	6,	4,8	Nuageux......................	N.-O.	
Mardi	4	»	»	758,0	6,6	5,	Couvert......................	N.-E.	
Merc.	5	»	»	762,5	4,6	2,	Pluie.........................	N.-O.	
Jeudi.	6	»	»	760,8	8,2	2,8	Couvert, quelque peu de pluie.....	N.-E.	P. L.
Vend.	7	»	»	767,3	2,6	0,8	Ciel pur......................	N.	
Sam.	8	»	»	771,0	1,6	2,8	Brumeux......................	N.	
Dim.	9	»	»	771,1	4,4	1,4	*idem*........................	N.-E.	
Lundi	10	»	»	770,8	2,4	0,4	Nuageux, beau le soir............	N.-E.	
Mardi	11	»	»	772,2	6,2	0,6	Nuageux......................	N.-O.	
Merc.	12	»	»	772,1	5,6	3,6	*idem*. Brouillard...............	N.-E.	
Jeudi.	13	»	»	766,1	1,4	0,	Couvert......................	N.-E.	
Vend.	14	»	»	762,1	2,8	1,	*idem*. Brouillard...............	O.	D. Q.
Sam.	15	»	»	753,5	6,4	2,8	Pluie.........................	S.-O.	
Dim.	16	»	»	760,8	2,	0,4	Brouillard épais................	O.	
Lundi	17	»	»	754,2	9,	5,	Couvert, grande humidité........	S.-O.	
Mardi	18	»	»	752,9	6,6	5,6	Nuageux. Pluie.................	O. fort	
Merc.	19	»	»	755,0	4,2	2,4	*idem*. *idem*..................	O.	
Jeudi.	20	»	»	759,3	2,	0,2	Brouillard....................	N.-O.	
Vend.	21	»	»	756,2	5,	1,	Pluie.........................	S.-O.	
Sam.	22	»	»	758,3	8,	4,8	Fort brouillard................	N.-O.	N. L.
Dim.	23	»	»	753,9	8,2	6,	Couvert. Quelques goutes d'eau....	S.	
Lundi	24	»	»	762,0	6,6	5,	Couvert, beau le soir............	S.	
Noël. Mardi	25	»	»	761,8	7,	6,	Pluie.........................	O.	
Merc.	26	»	»	765,5	5,2	1,	Nuageux. Brumeux..............	N.-O.	
Jeudi.	27	»	»	761,5	4,4	0,	Couvert......................	O.	
Vend.	28	»	»	758,2	3,6	2,	*idem*........................	S.-O.	
Sam.	29	»	»	755,0	2,6	4,2	*idem*........................	O.	
Dim.	30	»	»	758,6	2,	1,6	Nuageux......................	N.	P. Q.
Lundi	31	»	»	758,9	4,4	0,	Pluie.........................	N.	
		1	»						

CHOLÉRA DANS LE DÉPARTEMENT.

Cette notice était terminée, lorsque M. BALLIN, Chef de division à la Préfecture, présenta à l'Académie les tableaux statistiques du choléra dans le département de la Seine-Inférieure. Ce travail est remarquable par sa précision et le nombre des documents qu'il renferme ; mais il ne peut être basé que sur des données souvent incomplètes et parfois bien erronnées. Combien de maires n'ont point répondu à l'appel qui leur avait été fait ! et quel compte rigoureux peut-on tenir de beaucoup des renseignements transmis ! On conçoit que ce genre de recherches, comme toutes les statistiques générales, ne peut donner que des approximations plus ou moins probables, dont il faut bien se contenter, sous peine de s'en passer entièrement. D'après les tableaux présentés, 159 communes ont été atteintes du choléra, qui ne s'est point montré avant le 8 avril, ni après les premiers jours de décembre. Le nombre des femmes a partout surpassé celui des hommes ; ce qui a été généralement observé.

De ces 159 communes, qui ont fourni des renseignements, on peut, sans danger, tenir peu de compte de 83 qui deviennent peu importantes par le petit nombre des malades. Vingt-neuf d'entr'elles n'en n'ayant vu qu'un seul, et 54 en ayant accusé moins de 10 en cinq mois.

Lorsqu'il s'agit d'une maladie inconnue jusqu'alors, un seul cas ne me paraît pas acquérir un degré d'authenticité suffisant pour certifier que la commune a été atteinte.

Beaucoup, j'en suis sûr, ont été aussi faiblement visitées, sans qu'il en ait été question. Les lieux seuls où le mal a sévi avec plus d'intensité peuvent nous donner l'occasion de quelques réflexions utiles.

Bien qu'il soit rigoureusement impossible de fixer le nombre des malades dans chaque localité, ainsi que la mortalité relative, toujours est-il qu'on peut affirmer qu'aucun point n'a été sérieusement atteint, sans que l'autorité n'ait de suite été avertie.

Comme il y avait de l'argent disponible et des secours offerts, en cas de besoin, chaque maire n'eût pas manqué de faire sa réclamation, si la chose eût été utile. J'offre ici la liste générale des communes envahies, telle que M. Ballin a bien voulu me la communiquer, et j'engage ceux qui sont plus que moi versés dans la connaissance géologique du département, a étudier les localités où le choléra s'est montré le plus sévère ; je puis d'avance leur promettre que ces recherches ne seront pas sans fruit.

En examinant les points envahis sur la carte tracée pour l'ouvrage de M. Passy, nous noterons que la maladie semble avoir respecté les endroits chargés d'argile plastique, ainsi que les terrains glauconieux et ferrugineux. Très-rare là où se trouve la craie glauconieuse, elle a régné surtout là où existe la craie simple, qui il est vrai couvre l'immense majorité de la surface de notre sol.

Une remarque plus importante, c'est la constance avec laquelle le choléra a suivi le littoral de la mer et le cours des petites et des grandes rivières. Les points le plus marqués sont les ports qui bordent la Manche et les rives basses souvent inondées par les eaux courantes. Le reste, rare et clair-semé, ne semble que des rayonnements émanés de foyers plus actifs ; et s'il se trouve quelques points élevés qui fixent les regards, bien qu'en apparence dans des conditions opposées, je ne fais aucun doute qu'une étude particulière ne justifie cette apparente irrégularité. J'attache à ce genre de recherches une haute importance, parce que je le crois plus qu'aucun autre propre à donner des idées saines sur ce qu'il convient de faire dans l'appréhension, soit du choléra, soit de toute autre maladie épidémique.

Sur le littoral de la Manche, tous nos ports sont assez fortement marqués. Tréport, Dieppe, Saint-Vallery, Fécamp, le Hâvre, comptèrent chacun bon nombre de malades. Les rivières qui se rendent à la mer le long des vallées, plus ou moins ouvertes, en virent aussi le long de leur cours. C'est ainsi que sur la Bresle, qui se rend au Tréport, nous trouvons Aumale, Blangy, Monchaux-Soreng, Lonroy, Incheville et la ville d'Eu.

La rivière d'Hyères n'en vit point éclore ; mais il n'en fut pas de même le long de l'Aulne, de la Béthune et de la Scie, qui se perdent près Dieppe, Neufchâtel, Mesnières, St.-Vallery-sous-Bures, Ricarville, Meulers, St.-Waast-d'Equiqueville, St.-Aubin-le-Cauf, Longueville, Manéhouville, Sauqueville, St.-Aubin-sur-Scie, sont assis sur leurs rives ; la Sâane arrose Rainfreville, Lamberville, Thil-Manneville, Gueures, Ouville-la-Rivière et la Durdent, Cany, Barville et Grainville-la-Teinturière.

Ce résultat devint surtout sensible sur les bords de la Seine. La ville de Rouen semble un foyer autour duquel se grouppent des villages vraiment flagellés ; dans le même arrondissement, nous suivrons de même les petites rivières qui se perdent dans le fleuve. Pavilly, Duclair et Barentin se voient le long de Sainte-Austreberte; Mondeville, Malaunay, le Houlme, Maromme et Déville, sur la rivière de Cailly. Darnétal est remarquable par le nombre et l'expansion de ses ruisseaux courants ; enfin, la Seine présente une suite de villages traités avec une grande rigueur. En tête de ceux-ci, nous citerons St.-Aubin-Jouxte-Boulleng, Orival, Cléon, Oissel, qui, relativement à la population, comptèrent beaucoup de malades et de morts. Il suffit d'examiner sur la carte, et mieux encore en parcourant le pays, l'assiette de ces communes si malheureuses, pour s'assurer que toutes sont dans des vallées étroites, arrosées par de petites rivières, ou fréquemment inondées par des débordements. Ces remarques me paraissent confirmer ce que j'ai avancé pour Rouen, que le sol pénétré d'humidité était une des causes qui favorisaient le plus le développement du choléra.

Le mouvement de la population pendant les quatres dernières années, atteste que les années 1829, 30, 31 et 32, la population s'est périodiquement accrue de 1,500 à 2,000 habitants, et que malgré le choléra, l'excédent des naissances sur les décès, pendant les quatre années, est encore de 3,000; ce qui est tout-à-fait rassurant.

Le tableau général des dépenses occasionnées par le choléra, témoigne du zèle et de la sollicitude qui ont été déployés dans cette circonstance; mais ce chiffre, tout élevé qu'il est, est loin de la vérité, puisqu'il ne peut faire mention des dons particuliers, ni des aumônes qui ont été abondamment versées en secret.

Récompenses.

Le gouvernement désira récompenser les personnes qui, lors du choléra, s'étaient fait remarquer par leur zèle et l'importance des services rendus; à cet effet 20 croix d'honneur furent partagées au mois de janvier 1833, entre Paris et la province, et mille médailles en bronze furent distribuées dans la capitale le 6 février suivant. La difficulté de connaître ceux qui avaient le mieux mérité fit abandonner la suite de ce projet pour les départements; mais, par une circulaire du 20 décembre 1832, M. le ministre du commerce et des travaux publics fit savoir aux préfets qu'ils ne s'opposait pas à ce

que les conseils généraux et municipaux votassent
des récompenses pécuniaires ou honorifiques en
faveur de ceux qui en seraient jugés dignes. Déjà
M. le maire avait au nom du conseil municipal,
remis une médaille d'or à M. Emile Dubuc,
juste souvenir de son voyage à Sunderland, et
des médailles en argent avaient été accordées
aux seize élèves chargés de diriger les cholériques de la ville sur les hôpitaux.

En conséquence de la circulaire de M. le
ministre, M. le préfet s'empressa de présenter au
conseil général les noms de ceux qui dans le département s'étaient fait remarquer par leur zèle et
leur dévouement. Cette liste était longue, quoique
bien incomplète, car médecins, fonctionnaires,
ecclésiastiques, simples particuliers, avaient
rivalisé, et l'on pourrait citer un grand nombre
de traits dignes d'être conservés.

« Considérant que, dans ces moments de dé-
» sastres, où tant de cœurs généreux ont bien mé-
» rité de l'humanité, il serait peut-être difficile de
» faire la juste appréciation du mérite de chacun,
» et qu'il arriverait probablement que des traits du
» plus grand dévouement dans les différentes classes
» de la société, ne seraient pas mis au jour; que la
» plus grande récompense se trouve naturellement

» et dans la conscience de chacun, et dans la
» reconnaissance individuelle des malheureux qui
» ont été secourus, le Conseil général passe à
» l'ordre du jour sur la proposition faite de dé-
» cerner à plusieurs des récompenses honorifiques ;
» il admet seulement et maintient au procès-verbal
» les noms présentés par M. le Préfet, de ceux
» qui, à la connaissance de l'administration, ont
» bien mérité de leurs concitoyens. »

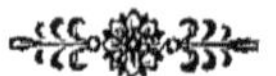

Rouen. Imp. d'Émile Periaux fils aîné.

Tableau comparatif du mouvement de la Population pendant les quatre dernières années.

Années.	NAISSANCES.			DÉCÈS.		
	Mâles.	Fem^lles	Total.	Mâles.	Fem^lles	Total.
1829	10,247	9,750	19,997	9,340	9,246	18,586
1830	10,403	9,827	20,230	9,479	9,248	18,727
1831	10,908	9,925	20,833	9,185	8,872	18,057
1832	9,669	9,164	18,833	10,389	11,136	21,525

RELEVÉ GÉNÉRAL *des cas de Choléra observés dans le Département de la Seine-Inférieure, et dont déclaration a été faite à la Préfecture par les autorités locales.*

ARRONDISSEMENTS et CANTONS.	COMMUNES.	Population des Communes	Date de l'invasion.	Fin de l'invasion.	NOMBRE DE				Observations.
					MALADES.		DÉCÈS.		
					Hommes	Femmes.	Hommes	Femmes.	
DIEPPE. — BACQUEVILLE.	Avremesnil	1,324	28 Mai	17 Juin	4	4	2	1	L'épidémie s'est déclarée le 14 mai dans l'arrondissement de Dieppe, et en a disparu le 31 octobre; 49 communes ont été envahies: malades, 891; décès, 488.
	Gueures	654	3 Juin	10 Juin	7	4	2	4	
	Lamberville	505	14 Juil.	5 Août	4	3	1	1	
	Rainfreville	317	16 Juil.	19 Juil.	1	»	1	»	
	Thil-Manneville	956	31 Mai	1er Juin	1	»	1	»	
BELLENCOMBRE.	Bosc-le-Hard	1,750	3 Juil.	3 Juil.	»	1	»	1	
	Grandes-Ventes	2,015	10 Juin	22 Juil.	»	1	»	»	
DIEPPE.	Dieppe	16,016	14 Mai	21 Oct.	184	270	118	165	
	Neuville	546	24 Mai	20 Juin	10	9	6	5	
ENVERMEU.	Envermeu	1,247	12 Juil.	.. Août	1	2	1	1	
	Grény	219	29 Mai	1er Juin	1	»	1	»	
	Intraville	211	12 Juin	13 Juin	»	1	»	1	
	Meulers	423	19 Juin	19 Juin	1	»	1	»	
	Nre-Dme-d'Aliermont	479	5 Juin	10 Juin	1	»	»	»	
	Ricarville	336	3 Juil.	3 Juil.	1	»	1	»	
	St.-Aubin-le-Cauf	650	13 Juil.	17 Juil.	»	1	»	»	
	S-Nas-d'Aliermont	1,805	5 Juin	15 Sept.	4	11	3	5	
	S-Vaast-d'Equiquevle	561	3 Juil.	24 Juin	1	3	1	»	
	Tourvle-la-Chapelle	640	29 Mai	2 Juin	1	»	»	»	
EU.	Criel	1,295	15 Sept.	15 Sept.	1	»	1	»	
	Eu	3,543	2 Juin	20 Sept.	24	23	10	12	
	Incheville	403	1er Juil.	20 Août	6	12	1	3	
	Lonroy	368	10 Juin	1er Oct.	2	8	1	4	
	St.-Pierre-en-Val	621	21 Mai	1er Oct.	10	13	7	9	
	St-Remy-Bosrocourt	615	24 Mai	30 Mai	1	»	»	»	
	Tréport	2,267	2 Juin	31 Oct.	38	91	18	35	
LONGUEVILLE.	Anneville	412	30 Mai	30 Juil.	2	2	1	1	
	Longueville	544	16 Oct.	26 Oct.	2	1	2	1	
	Manchouville	257	1er Sept.	15 Sept.	1	»	»	»	
	Sainte-Foy	533	12 Juin	30 Juin	1	2	1	1	
	Torcy-le-Grand	479	14 Juin	28 Juin	1	2	1	2	
OFFRANVILLE.	Ancourt	524	30 Mai	30 Mai	»	1	»	1	
	Berneval-le-Grand	772	15 Juin	16 Oct.	5	7	2	3	
	Bourg-Dun	981	3 Juil.	6 Juil.	»	1	»	»	
	Bracquemont	622	11 Juin	22 Juil.	2	»	»	»	
	Derchigny	459	13 Juin	15 Juin	1	1	1	1	
	Grèges	313	30 Mai	6 Juin	1	»	»	»	
	Hautot	825	17 Juin	19 Oct.	1	3	1	3	
	Offranville	1,706	31 Mai	27 Juin	7	14	2	3	
	Ouville-la-Rivière	603	30 Mai	25 Juin	1	6	»	»	
	Quiberville	311	13 Juin	19 Juin	2	»	1	»	
	St.-Aubin-sur-Scie	566	16 Juin	23 Juin	2	3	»	3	
	St.-Martin-Eglise	502	29 Mai	15 Juil.	10	12	4	5	
	Sauqueville	344	29 Mai	1er Juin	»	2	»	2	
	Tourville-sur-Arques	599	20 Mai	1er Juil.	4	1	3	1	
	Varengeville	1,138	18 Juin	18 Juil.	5	20	2	13	
TÔTES.	Bracquetuit	572	22 Juin	25 Juin	»	1	»	»	
	Etaimpuis	617	17 Juin	17 Juin	»	1	»	1	
	Tôtes	746	18 Oct.	21 Oct.	1	1	1	1	
	TOTAL	53,211	......	......	353	538	199	289	

ARRONDISSEMENTS et CANTONS.	COMMUNES.	Population des Communes	Date de l'invasion.	Fin de l'invasion.	MALADES. Hommes	MALADES. Femmes	DÉCÈS. Hommes	DÉCÈS. Femmes	Observations.
HAVRE									
Bolbec	Bolbec	9,630	5 Mai	25 Juin	19	25	10	15	Le choléra s'est manifesté dans l'arrondissement du Hâvre le 18 avril, et a cessé le 30 septembre. Communes envahies, 20; malades, 1,062; décès, 519.
Criquetot	Criquetot-l'Esneval	1,492	20 Mai	22 Juil.	2	7	2	2	
	Etretat	1,518	18 Mai	9 Sept.	7	13	5	6	
	Tilleul (le)	699	13 Mai	9 Août	3	11	1	4	
Fécamp	Criquebœuf	1,727	12 Juin	20 Juil.	23	50	10	17	
	Fécamp	9,123	28 Mai	10 Août	110	105	36	36	
Goderville	Ecrainville	1,214	6 Juin	25 Juin	1	2	1	1	
	Goderville	1,138	23 Juin	25 Juil.	2	1	2	1	
Havre	Hâvre	23,816	20 Avril	30 Sept.	202	189	93	89	
Ingouville	Grasville-l'Heure	1,946	18 Avril	5 Sept.	36	40	27	35	
	Ingouville	5,666	25 Avril	25 Août	19	27	13	16	
Lillebonne	Lillebonne	2,924	16 Mai	5 Août	8	5	6	2	
	St.-Maurice-d'Etelan	319	28 Avril	5 Mai	1	»	»	»	
Montivilliers	Fontaine-la-Malet	611	5 Juil.	20 Août	9	14	6	6	
	Fontenay (le)	334	26 Juin	15 Juil.	8	7	4	3	
	Harfleur	1,417	8 Juin	25 Août	8	7	3	5	
	Manéglise	605	6 Juin	20 Juin	3	4	3	3	
	Montivilliers	3,828	24 Mai	20 Juil.	33	38	25	22	
	Octeville	1,917	13 Mai	15 Juin	6	5	4	2	
St.-Romain	St-Rom^n-de-Colbosc.	1,744	14 Mai	10 Août	3	9	2	1	
Total		71,768	....	....	503	559	253	266	
NEUFCHATEL									
Aumale	Aumale	1,980	15 Juin	14 Sept.	6	3	4	1	L'invasion de l'épidémie dans l'arrondissement de Neufchâtel a eu lieu le 7 mai, et la cessation le 4 octobre. Communes atteintes, 20; malades, 134, décès, 94.
	Criquiers	1,021	2 Juin	15 Juin	»	1	»	»	
	Illois	569	20 Août	28 Août	1	1	1	1	
	Marques	471	10 Mai	10 Mai	»	1	»	1	
Blangy	Bazinval	420	14 Août	31 Août	1	2	1	2	
	Blangy	1,717	12 Juin	1er Oct.	6	5	5	2	
	Guerville	582	10 Août	3 Sept.	1	3	1	3	
	Monchaux-Soreng	555	31 Août	19 Sept.	5	8	2	6	
	Richemont	894	13 Juin	30 Juin	5	2	4	2	
Forges	Beaussault	1,131	25 Juin	20 Août	4	5	4	2	
	Gaillefontaine	1,653	16 Juin	2 Juil.	4	2	»	1	
Gournay	Bézancourt	814	7 Mai	7 Mai	1	1	1	1	
	Gournay	3,030	13 Juin	15 Août	1	»	1	»	
Londinières	Croixdalle	454	16 Juin	17 Juin	3	»	1	1	
	St-Valery-sous-Bures	607	2 Juin	24 Juin	1	5	»	3	
Neufchatel	Mesnières	573	15 Juin	14 Juil.	»	3	»	2	
	Nesle-Hodeng	776	17 Juil.	17 Juil.	1	1	1	1	
	Neufchâtel	3,430	10 Mai	4 Oct.	24	23	20	16	
	Quiévrecourt	443	12 Juil.	21 Juil.	»	2	»	2	
	St.-Saire	829	15 Mai	15 Mai	»	2	»	1	
Total		21,949	....	....	64	70	46	48	

ARRONDISSEMENTS et CANTONS.	COMMUNES.	Population des Communes	Date de l'invasion.	Fin de l'invasion.	NOMBRE DE MALADES. Hommes	Femmes.	NOMBRE DE DÉCÈS. Hommes	Femmes.	Observations.
ROUEN. Boos	Auth.-sʳ-le-pᵗ-S-Ouen	540	2 Mai.	25 Août	11	11	6	6	Le choléra s'est manifesté le 8 avril dans l'arrondissement de Rouen ; 45 communes ont été envahies ; il y a eu 3,601 cas et 1,472 décés.
	Belbeuf	823	22 Avril	27 Juin.	6	12	5	6	
	Blossevⁱˡˡᵉ-Bonsecours	1,044	5 Juin.	15 Oct.	10	3	8	2	
	Mesnil-Esnard	1,122	18 Juin.	1ᵉʳSept.	6	13	2	7	
	S-Pʳᵉ-de-Franquevⁱˡˡᵉ	1,078	2 Juin.	14 Sept.	10	9	5	5	
	Ymare	268	30 Mai.	15 Juil.	3	3	2	3	
Clères	Monville	1,650	28 Mai.	30 Juil.	30	55	9	12	
Darnétal	Bois-Guillaume	1,928	13 Avril	16 Juil.	12	12	3	1	
	Darnétal	5,572	30 Avril	8 Sept.	75	136	45	56	
	Fontaine-sur-Préaux	347	28 Juin.	16 Août	7	13	4	4	
	Héron	369	10 Avril	10 Avril	1	»	1	»	
	S-Léger-du-Bᵍʳ-Denis	920	29 Avril	1ᵉʳ Oct.	8	6	3	3	
	S.-Martin-du-Vivier	572	5 Mai.	2 Août	12	17	5	6	
Duclair	Duclair	1,602	16 Mai.	8 Oct.	14	32	6	9	
	Hénouville	774	16 Mai.	8 Sept.	2	2	1	1	
	Jumiéges	1,847	19 Avril	25 Juil.	4	7	3	4	
	S-Martin-de-Boschⁱˡˡᵉ	1,011	22 Avril	.. Oct.	1	»	1	»	
	Saint-Paër	1,339	1ᵉʳ Juin	22 Août	7	9	5	4	
	S.-Pʳᵉ-de-Varengⁱˡˡᵉ	1,158	4 Juin.	4 Sept.	4	3	»	2	
Elbeuf	Caudebec-lès-Elbeuf	3,930	21 Avril	25 Nov.	51	67	21	28	
	Cléon	525	20 Avril	17 Oct.	19	34	5	13	
	Elbeuf	10,258	19 Avril	10 Déc.¹	141	193	52	72	(1) D'après une lettre de M. le Maire d'Elbeuf, en date du 10 décembre, il n'y avait plus de malades à cette époque dans ladite ville.
	Freneuse	622	24 Avril	30 Juil.	17	15	8	4	
	Lalonde	1,663	2 Mai.	27 Sept.	7	9	3	6	
	Orival	1,526	11 Avril	17 Oct.	77	96	14	17	
	S.-Aub-Jouxte-Boul.	1,444	21 Avril	9 Déc.	114	210	19	32	
	Tourville-la-Rivière	951	20 Avril	30 Août	18	30	5	9	
Grand-Couronne	Bouille (la)	1,171	5 Mai.	30 Juil.	3	4	»	2	
	Grand-Couronne	1,165	16 Avril	11 Sept.	6	18	3	10	
	Grand-Quevilly	1,578	15 Avril	2 Oct.	56	54	15	17	
	Oissel	3,113	12 Mai.	31 Oct.	58	127	29	49	
	Petit-Couronne	1,589	3 Juil.	18 Sept.	9	11	3	8	
	S.-Etⁿᵉ-du-Rouvray	1,481	11 Juin.	20 Août	20	35	4	15	(2) Sept malades ont été en outre portés aux hospices de Rouen.
	Sotteville-lès-Rouen	3,912	13 Avril	6 Oct.	29	² 36	19	18	
	Val-de-la-Haie	602	16 Avril	27 Mai.	2	5	»	2	
Maromme	Canteleu	3,370	25 Avril	15 Nov.	30	42	14	22	
	Déville	3,185	21 Avril	6 Oct.	24	27	12	14	
	Houlme	1,765	14 Mai.	31 Août	26	56	7	16	
	Malaumay	1,529	14 Mai.	30 Juin.	34	47	7	4	
	Maromme	2,411	20 Avril	17 Oct.	41	46	13	21	
	Mont-Saint-Aignan	1,929	26 Avril	26 Avril	1	»	1	»	
	N.-D.-de-Bondeville	1,790	3 Mai.	15 Nov.	32	33	17	21	
Pavilly	Barentin	1,788	24 Mai.	19 Août³	32	22	16	10	(3) Le Maire a annoncé le 11 décembre que, depuis le 19 août, aucun cas de choléra ne s'était manifesté dans cette commune.
	Pavilly	1,991	19 Juin.	24 Août	25	22	18	17	
Rouen	Rouen	88,086	8 Avril	fin Sept.	448	496	219	276	
TOTAL		167,338	......	......	1,543	2,058	638	834	

10

DÉPARTEMENT

DE LA

SEINE-INFÉRIEURE.

TABLEAU GÉNÉRAL de toutes les Dépenses occasionnées par l'invasion du Choléra-Morbus en 1832.

FONDS mis à la disposition du Préfet pour subvenir aux dépenses des mesures sanitaires de précaution et procurer des secours aux familles indigentes, victimes de l'épidémie.

SECOURS ACCORDÉ PAR LE ROI SUR LA LISTE CIVILE.

ARRONDISSEMᵗˢ.	COMMUNES.	SOMMES ACCORDÉES.	
Dieppe	Ville de Dieppe	6,000	
	Ville d'Eu	3,500	
	Ville du Tréport	2,500	15,500f
	Saint-Pierre-en-Val	500	
	Autres Communes	3,000	
Havre	Ville du Hâvre et Communes environnantes		5,000
Neufchatel	Ville de Neufchâtel	3,000	
	Ville de Blangy	1,000	10,700
	Ville d'Aumale	700	
	Autres Communes	6,000	
Rouen	Ville de Rouen	10,000	
	Ville d'Elbeuf et Communes du canton	6,000	
	Ville de Darnétal	3,000	22,000
	Oissel	2,000	
	Saint-Romain-Jouxte-Boulleng	1,000	
Yvetot	Saint-Vallery		2,000
			55,200

SECOURS accordé par M. le Ministre du commerce sur le crédit législatif de deux millions affec[té] par la loi du 15 avril 1832, aux dépenses extraordinaires du service sanitaire.

ARRONDISSEMENTS.	DISTRIBUTION. SOMMES ACCORDÉES.	OBSERVATIONS.
Dieppe	2,500f	Dont 3,000 francs pour la ville [de] Fécamp, et 5,000 francs spécialement pour les secours aux émigrants, Alsaciens et Allemands qui se rendent au Hâvre avec l'espérance de s'embarquer sans en avoir les moyens.
Havre	10,500	
Neufchatel	700	
Rouen	14,000 *	
Yvetot	3,000	* Distribués entre 40 Communes.
Boites de médicaments envoyées dans les Commᵉˢ de l'arrondᵗ de Rouen	5,555	
Rétributions à des Médecins, secours directs à quelques familles et dépenses générales	6,745	
	43,000	

ÉTAT des Dépenses auxquelles il a été pourvu aux moyens des fonds fournis par les Communes, les Bureaux de bienfaisance et les Particuliers, soit pour créer des hôpitaux temporaires, soit pour distribuer aux indigents des médicaments et autres secours de toute espèce.

ARRONDISSEMᵗˢ.	SOMMES FOURNIES PAR LES				OBSERVATIONS.
	COMMUNES.	BUREAUX de Bienfaisance.	Particuliers.	TOTAL.	
Dieppe	17,515f	50f	4,800f	22,362f	On conçoit que cet état doit être resté bien au-dessous de la réalité, surtout en ce qui concerne les dons particuliers qui restent en grande partie ignorés. C'est pour cette raison que l'arrondissement de Neufchâtel ne figure ici pour aucune dépense quoique la charité n'y soit pas restée inactive. Les fonds donnés par le Roi et le Gouvernement ont d'ailleurs suffi aux besoins.
Havre	5,446	1,523	3,513	10,482	
Neufchatel	»	»	»	»	
Rouen	81,916	464	8,456	90,836	
Yvetot	1,909	3,060	6,214	11,183	
Totaux	106,783	5,097	22,983	134,863	

RENSEIGNEMENTS sur les dépenses extraordinaires qui ont eu lieu dans les prisons pour travaux d'assainissement et amélioration du régime alimentaire.

ARRONDISSEMENTS.	SOMMES DÉPENSÉES.	OBSERVATIONS.
Dieppe	888f	
Havre	61	
Neufchatel	120	
Rouen	»	
Bicêtre 6,607f / Maison de justice 1,863	8,470	
Yvetot	435	
Total	9,974	

RÉCAPITULATION.

Fonds du Roi 55,200f

Fonds du Gouvernement 43,000

Fonds des Communes, Bureaux de bienfaisance et Particuliers 134,863

Fonds des Prisons 9,974

Ensemble 243,037

Le Ministre du commerce a en outre mis à la disposition du Préfet, en 1831 et 1832, pour les dépenses extraordinaires des administrations sanitaires, la somme de 7,000

Ce qui fait monter le Total général des dépenses à 250,037f

Rues de Rouen et indication du nombre de Cholériques par chaque rue (1).

Les noms des rues précédés d'un » sont écrits en toutes lettres sur le plan joint à cette Notice ; nous avons désigné par un astérique * ceux qui n'ont pu y être indiqués ; et enfin, les numéros d'ordre placés en tête de la plupart des noms correspondent aux chiffres gravés sur ce plan. — Les chiffres de l'avant-dernière colonne sont la quantité de cholériques par chaque rue. — Pour faciliter les recherches, nous avons placé, à la fin de chaque ligne, un chiffre et une lettre indicatifs des compartiments dans lesquels ces rues se trouvent.

Nos 3.	Amitié (de l')	1	4	b
6.	Arpenteurs (des)	1	4	b
»	Arpents (des)	10	4	c
9.	Aumône (de l')	1	3	b
11.	Avirons (rue, place et cul-de-sac)	3	3	c
13.	Barbel, près l'Eau-de-Robec	3	4	b
*	Bas [de] (faub. Cauchoise, près la fontaine Saint-Filleul), en dehors, près le n° 2	1	»	»
12.	Bailliage (du)	1	3	a
»	Bassesse	3	5	b
»	Beauvoisine	1	3	b
»	Beffroy	2	3	a
21.	Bihorel (faub. Beauvoisine)	1	4	a
*	Bon-Espoir (du quartier de l'Hospice-Général, près le n° 134)	2	5	b
»	Bons-Enfants	1	3	b
»	Bouvreuil	1	3	a
*	Cabaret (cour, cul-de-sac), dans la rue du Vieux-Palais, n° 296	1	2	b
31.	Rue de la Cage	1	4	a
33.	Canettes (des)	8	4	b
35.	Caquerel	1	3	b
»	Carmes (des)	1	3	b
»	Cauchoise (boulevard)	1	2	b
42.	Cauchoise	1	2	b
»	Champs (des)	7	4	b
56.	Chaudron (du)	5	4	b
57.	Chemin-Neuf (faub. Martainville)	5	4	c
»	Chèvre (de la)	25	4	c
63.	Coignebert	6	4	b
65.	Coquet (du)	1	3	a
66.	Corbeau (du)	1		
73.	Croix-de-Pierre	1	4	b
74.	Crottes (des)	5	4	e

(1) Cette liste ne comprend pas tous les malades de la ville, mais seulement ceux admis dans les hôpitaux. Les établissements publics où la maladie se déclara sont fortement marqués de rouge : ce sont les casernes St.-Sever, des Petits-Pères, Martainville, Bicêtre et la maison de St.-Yon.

137. Ruissel (du)	19	4	b
240. Rue et place St-Amand	1	3	b
242. Sainte-Croix des Pelletiers	3	3	b
» St-Eloi	1	2	b
250. Faubourg St-Hilaire	7	5	b
253. Saint-Jean	1	3	b
259. Marc, rue et clos St-	19	4	c
» Saint-Patrice	1	3	a
263. St-Paul	2	4	c
268. De la Salle	4	4	c
270. De la Savonnerie	1	3	c
272. Sénécaux	1	3	b
★ Tous-Pas, dans la rue de la Chèvre	2	4	b
283. Traversière	1	5	a
★ Trois-Cornets (des), près de l'Hôpital-Général et du n° 200	1	4	b
285. Tue-Vache	1	3	b
286. Val-d'Eauplet	8	5	d
288. Vérité (de la)	9	4	c
290. Verriers (des)	3	4	b
291. Vert-Buisson (du)	1	4	a
292. Verte	1	3	a
★ Vicomté (de la)	2	2	b
296. Vieux-Palais (du)	2	2	b
» Vigne (de la)	11	4	b
161. Rue du Mont	1	5	b
5. Rue aux Anglais (faubourg St-Sever)	1	2	d
» Benoît (faub. St-Sever)	1	2	c
» Place Bonne-Nouvelle	1	1	c
Brouettes (des)	5	2	d
» Route de Caen	1	1	d
41. Casernes St-Sever	29	2	c
» Aux Chiens	3	2	d
» Elbeuf (d')	3	2	d
83. Emmurées (des)	1	2	d
★ De Lépine, près le n° 265	2	2	c
100. Grammont (de)	2	2,3	d
127. Lair	10	1	d
★ Lécuyer à St-Sever, près de la Grande-Chaussée	2	2	c
★ De la limite, près la place Bonne-Nouvelle	1	1	c
166. Murs-St-Yon	1	1	d
» Petite-Chaussée	9	1	c
196. Pie-aux-Anglais	2	2	d
212. Du Pré	6	2	d
217. Rue de la Pucelle (St-Sever)	7	1	d
230. Richebourg	1	2	c
255. St-Julien	20	2	d
» Rue St-Sever	3	2	d
274. Rue et impasse Sotteville	1	2	d
282. Tous-Vents	1	2	d
108. Quai de la Grande-Chaussée	6	2	c

TABLE

DES CHAPITRES.

FIN.

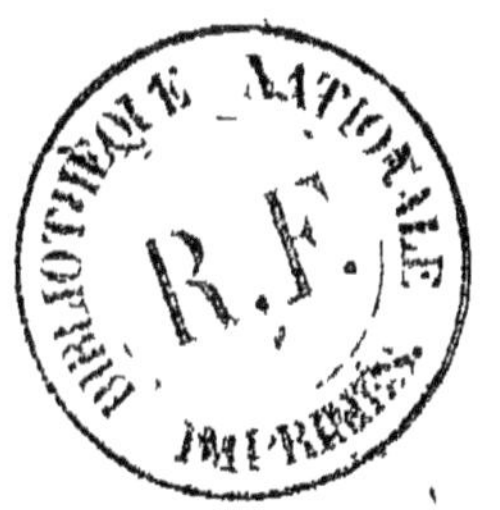

www.ingramcontent.com/pod-product-compliance
Ingram Content Group UK Ltd.
Pitfield, Milton Keynes, MK11 3LW, UK
UKHW021230140726
13695UKWH00002B/877